U0347137

精彩诗图话中药

第2版

总主编　郭文华

主　编　周超凡　张静楷

中国科学技术出版社

·北京·

图书在版编目（CIP）数据

精彩诗图话中药 / 周超凡，张静楷主编. —2 版
.—北京：中国科学技术出版社，2021.5
ISBN 978-7-5046-9010-4

I. ①精… II. ①周… ②张… III. ①中药学—普及
读物 IV. ① R28-49

中国版本图书馆 CIP 数据核字（2021）第 057321 号

精彩诗图话中药　JINGCAI SHITU HUA ZHONGYAO

策划编辑	卢紫晔
责任编辑	符晓静
封面设计	中科星河
正文设计	中文天地
责任校对	吕传新
责任印制	徐　飞

出　　版	中国科学技术出版社
发　　行	中国科学技术出版社有限公司发行部
地　　址	北京市海淀区中关村南大街 16 号
邮　　编	100081
发行电话	010-62173865
传　　真	010-62173081
网　　址	http://www.cspbooks.com.cn

开　　本	787mm×1092mm　1/16
字　　数	340 千字
印　　张	20.5
版　　次	2021 年 5 月第 2 版
印　　次	2021 年 5 月第 2 版第 1 次印刷
印　　刷	北京博海升彩色印刷有限公司
书　　号	ISBN 978-7-5046-9010-4 / R·2692
定　　价	99.00 元

编委会名单

部分作者简介

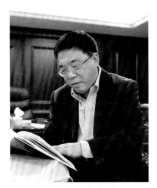

郭文华

宜善医学集团创始人。自 20 世纪 90 年代创业至今，涉足众多行业投资，在设备制造、产业园区建设运营、医疗与健康产业运营等方面获得了较大发展，成立宜善互联网医学中心，全面建设中国未来互联网医院新模式。热爱中医，支持周超凡先生学术思想临床经验的梳理，策划并支持出版《中医治则学》《精彩诗图话中药》《精彩诗图话方剂》等书，为普及中医文化知识作出贡献。

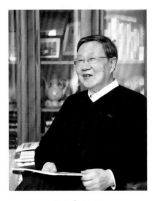

周超凡

中国中医科学院二级研究员，主任医师，享受国务院政府特殊津贴。主要从事中医药和中医治疗思想原则及方法的研究。曾任七届、八届、九届、十届全国政协委员，五届、六届、七届、八届、九届国家药典委员会执行委员，十届特别顾问。2012 年获中国药典发展卓越成就奖。主要著作有《历代中医治则精华》《中医治则学》《周超凡论中药》《周超凡临证用药经验集锦》《周超凡临证中药新用》《国家基本药物实用指南》等。

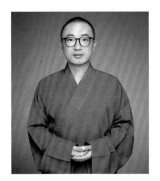

广　行

广行，字亦安，中国佛学院法师，为周超凡研究员学术思想与临床经验主要传承人之一。有一定的佛学、医学基础，正努力往佛医方向发展。已出版著作有《走近佛教》《可为》《〈万善先资〉白话解》等。

序

　　己亥 2019 年夏月，周超凡先生电告余，其新著《精彩诗图话中药》即成，约撰一序，因向对超凡先生的仰慕，不敢言作"序"，但情实难却，勉云数语，以充小序。

　　周超凡先生敬慎谦和，是当今医坛罕有的智者杰人。先生幼承家学，早年先严督其就读于沪上中医学院，令课医籍，先生遂浸于典籍。六十余年，精临床，尤精药。中国中医科学院院长、中国工程院院士黄璐琦谓先生是"当今能说清楚病、药、方的人"。在中国中医药信息学会儒医文化分会成立大会上，来自十八所院校及多地的老一代著名中医学家和国医大师云集，在走向主席台时，人们让周先生走在最前，同行的一位比周先生年纪还长的国医大师说："周老是国医大师在药学方面的老师"。于此可见，学界众口一词地推崇周先生。

　　今天先生课徒手记的此书出版，实是幸事。浏览之余，发现书中贯诗述中药，并配彩图，图文并茂，以诗情抒中药，以彩图展药貌，让人读来，朗朗上口且印象深刻，既是登堂初涉医坛读物的佳作，又是入室提高学习读物的参考，颇值一读，亦颇愿为荐。

　　行文至此，有诗一首：

　　　　古今医坛地，真有一杰踪。世谓极天骄，医药独横冲。

　　　　今人罕过此，昔人不可逢。周公陈迹业，瞻眺超凡胸。

　　是为序。

卢祥之

（2021 年 3 月于中国中医科学院）

（卢祥之，教授，编审，研究员，世界中医药学会联合会高级顾问，中国中医药研究促进会副会长兼首席专家，世界禅养联合会副会长，中国中医药信息学会儒医文化分会会长）

前言

　　《精彩诗图话中药》运用通俗易懂、深入浅出、图文并茂的形式介绍中药。书中选择了中医临床常用的、较安全的、不良反应相对较小的260多种常见中药，以诗歌的形式（中医通称为歌诀）描述中药的功能、主治、不良反应及注意事项。每味药都配以2张彩图，图文辉映，希望能达到既有诗情抒中药，又有彩图展药貌的效果。通过眼看、口念、耳听，调动人的三种感官，既帮助理解，又增强记忆，使感性与理性认识融为一体，有效提高读者对中药的认知水平。书中还摘录了2015年版《中华人民共和国药典》（一部）中对所选录中药的部分相关论述，体现了内容的严谨性、权威性，以期普及与提高、浪漫与严谨、通俗与高雅融为一体。为了用药安全，书末还附有"十八反歌诀""十九畏歌诀""妊娠用药禁忌歌"，以供参阅。

　　《精彩诗图话中药》基本涵盖了常见中药品种，并严格依据《现代汉语词典》（第7版）对所述中药标注了拼音，以利于广大读者赏阅和参考。部分品种或因资料有限，未能同时收录植株照片及入药部位照片，希望在后续版本中加以补充、完善。尽管用心、努力，但因个人水平有限，如有不足之处，希望广大读者提出宝贵意见，以利再版时进一步修改提高。特别对原国家林业部副部长刘广运先生为本书题写书名，为中药黄芪题字表示由衷的感谢！

周超凡

2021年3月18日

内容提要

　　本书运用通俗易懂、深入浅出、图文并茂的形式介绍中药。书中选择中医临床常用的、较安全的、不良反应相对较小的260多种常见中药，采取诗歌（中医通称为歌诀）配彩图的独特形式，阐述所涉中药的性味归经、功能主治、用法用量、注意事项及贮藏条件等。本书基本涵盖了常见中药品种，并严格依据《现代汉语词典》（第7版）对所述中药标注了拼音，适合从事中医药研究、教学的专业人士及中医药文化爱好者赏阅和参考。

目　录

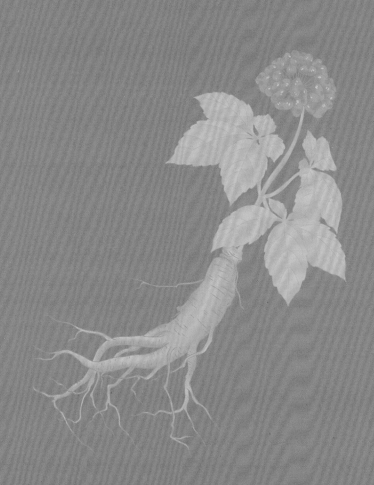

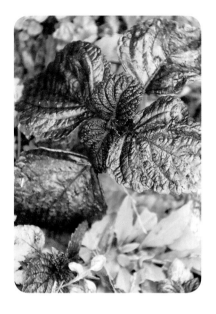

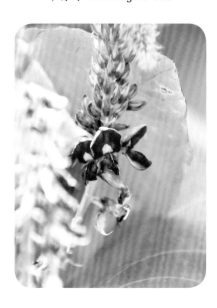

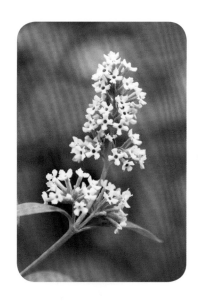

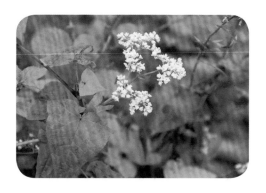

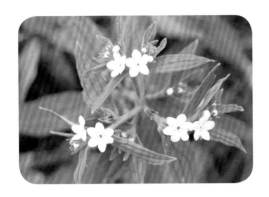

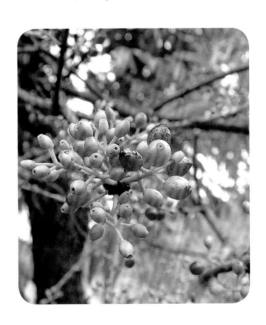

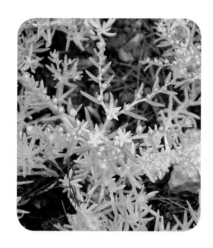

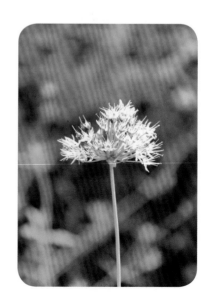

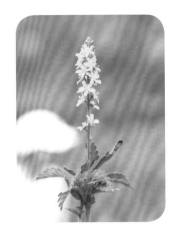

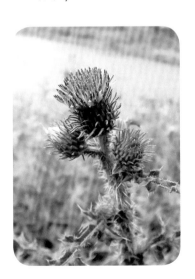

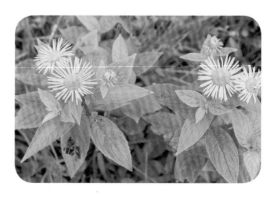

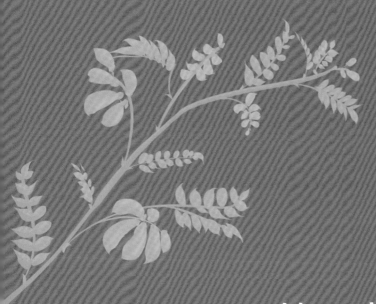

第一章

解表药
（23 种）

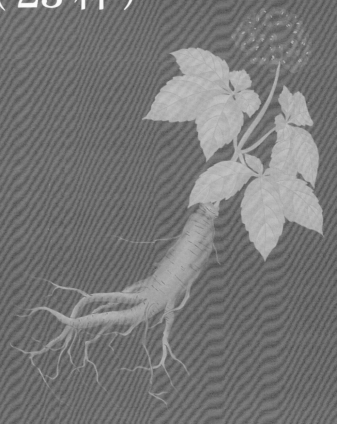

第一节 发散风寒药（13种）

má huáng
麻黄

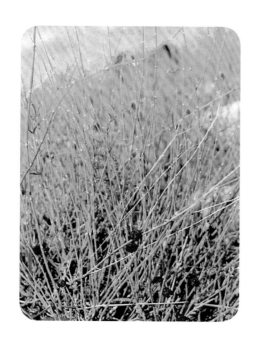

麻黄性温辛苦味，
发汗散寒且宣肺。
平喘利水水肿退，
风寒感冒易流涕。
风水浮肿无汗证，
有汗虚喘为禁忌。

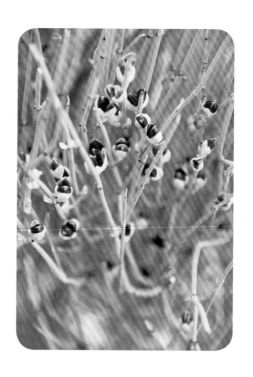

本品为麻黄科植物草麻黄 *Ephedra sinica* Stapf、中麻黄 *Ephedra intermeda* Schrenk et C. A. Mey. 或木贼麻黄 *Ephedra equisetina* Bge. 的干燥草质茎。秋季采割绿色的草质茎，晒干。

【性味与归经】辛、微苦，温。归肺、膀胱经。

【功能与主治】发汗散寒，宣肺平喘，利水消肿。用于风寒感冒，胸闷喘咳，风水浮肿。蜜麻黄润肺止咳。多用于表证已解，气喘咳嗽。

【用法与用量】2～10g。

【贮藏】置通风干燥处，防潮。

桂枝

gui zhī

发汗解肌经脉通，
助阳化气暖融融。
风寒感冒脘腹痛，
血寒经闭能温通。
关节痹痛渐轻松，
调和营卫有专功。

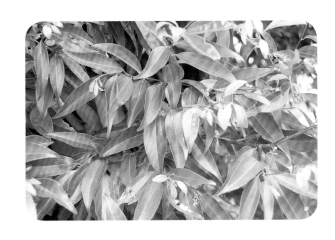

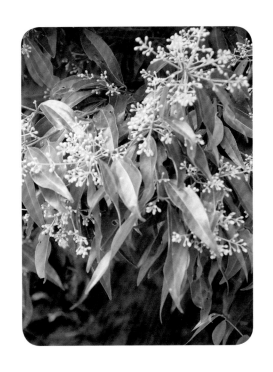

　　本品为樟科植物肉桂 *Cinnamomum cassia* Presl 的干燥嫩枝。春、夏二季采收，除去叶，晒干或切片晒干。

【性味与归经】辛、甘，温。归心、肺、膀胱经。

【功能与主治】发汗解肌，温通经脉，助阳化气，平冲降气。用于风寒感冒，脘腹冷痛，血寒经闭，关节痹痛，痰饮，水肿，心悸，奔豚。

【用法与用量】3～10g。

【贮藏】置阴凉干燥处。

紫苏叶
zǐ sū yè

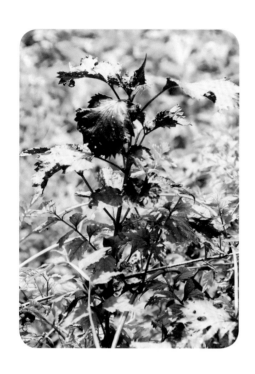

解表散寒且行气，
风寒感冒胃气滞。
和胃化湿治吐泻，
妊娠呕吐尤合适。
咳嗽呕恶配合用，
鱼蟹过敏效神奇。

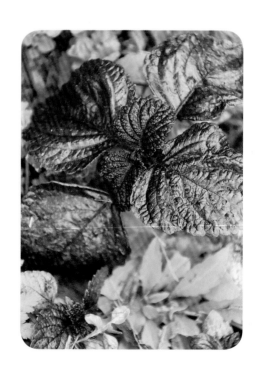

　　本品为唇形科植物紫苏 *Perilla frutescens*（L.）Britt. 的干燥叶（或带嫩枝）。夏季枝叶茂盛时采收，除去杂质，晒干。

【性味与归经】辛，温。归肺、脾经。

【功能与主治】解表散寒，行气和胃。用于风寒感冒，咳嗽呕恶，妊娠呕吐，鱼蟹中毒。

【用法与用量】5～10g。

【贮藏】置阴凉干燥处。

shēng jiāng

生姜

生姜辛温气味浓，
解表散寒又温中。
止呕止咳又化痰，
胃寒呕吐便无踪。
寒痰咳嗽渐轻松，
鱼蟹过敏显专功。

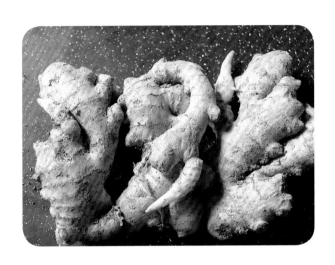

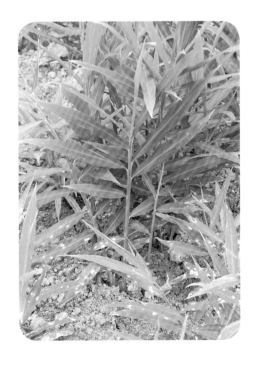

本品为姜科植物姜 *Zingiber officinale* Rosc. 的新鲜根茎。秋、冬二季采挖，除去须根和泥沙。

【性味与归经】辛，微温。归肺、脾、胃经。

【功能与主治】解表散寒，温中止呕，化痰止咳，解鱼蟹毒。用于风寒感冒，胃寒呕吐，寒痰咳嗽，鱼蟹中毒。

【用法与用量】3～10g。

【贮藏】置阴凉潮湿处，或埋入湿沙内，防冻。

香薷

xiāng rú

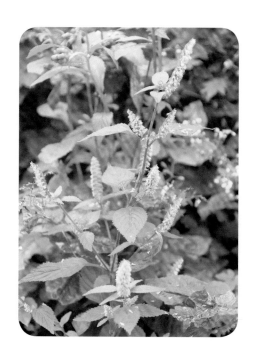

发汗解表又和中，
暑湿感冒正相中。
恶寒发热头痛除，
善治吐泻腹疼痛，
化湿利水治水肿。

本品为唇形科植物石香薷 *Mosla chinensis* Maxim. 或江香薷 *Mosla chinensis* 'Jiangxiangru' 的干燥地上部分。前者习称"青香薷"，后者习称"江香薷"。夏季茎叶茂盛、花盛时择晴天采割，除去杂质，阴干。

【性味与归经】辛，微温。归肺、胃经。

【功能与主治】发汗解表，化湿和中。用于暑湿感冒，恶寒发热，头痛无汗，腹痛吐泻，水肿，小便不利。

【用法与用量】3～10g。

【贮藏】置阴凉干燥处。

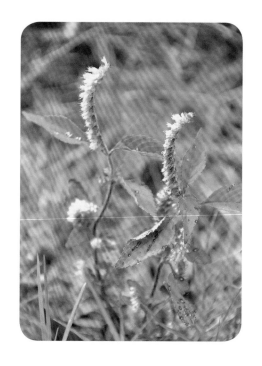

jīng jiè
荆芥

解表散风发热退，

风寒风热皆可配。

透疹消疮止痒好，

风疹湿疹配乌梅。

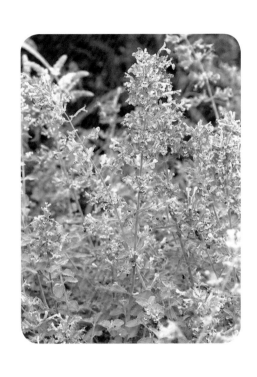

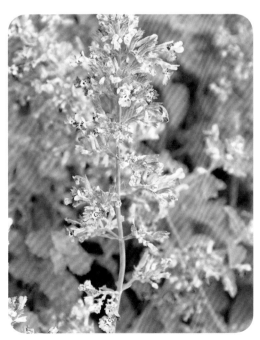

本品为唇形科植物荆芥 *Schizonepeta tenuifolia* Briq. 的干燥地上部分。夏、秋二季花开到顶、穗绿时采割，除去杂质，晒干。

【性味与归经】辛，微温。归肺、肝经。

【功能与主治】解表散风，透疹消疮，止血。用于感冒，头痛，麻疹，风疹，疮疡初起，吐衄下血。

【用法与用量】5 ~ 10g。

【贮藏】置阴凉干燥处。

防风

fáng fēng

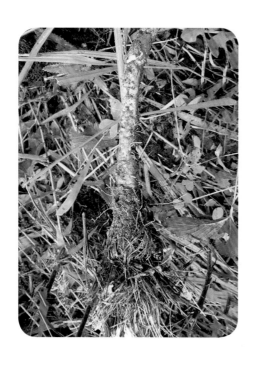

防风微温味辛甘，
祛风解表又散寒。
胜湿止痛又止痉，
感冒头痛痹痛安。
皮肤瘙痒通用药，
善治外风美名存。

本品为伞形科植物防风 *Saposhnikovia divaricata* (Turcz.) Schischk. 的干燥根。春、秋二季采挖未抽花茎植株的根，除去须根和泥沙，晒干。

【性味与归经】辛、甘，微温。归膀胱、肝、脾经。

【功能与主治】祛风解表，胜湿止痛，止痉。用于感冒头痛，风湿痹痛，风疹瘙痒，破伤风。

【用法与用量】5～10g。

【贮藏】置阴凉干燥处，防蛀。

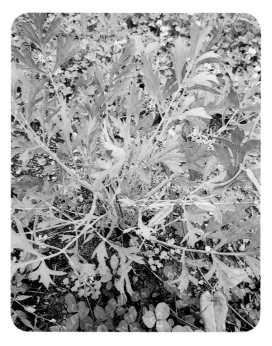

qiāng huó
—— 羌 活 ——

解表散寒又止痛，
风寒感冒有专功。
头痛项强配川芎，
祛风除湿治痹痛，
肩背酸痛易建功。

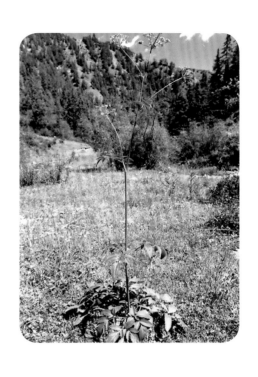

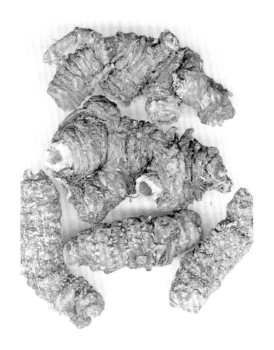

本品为伞形科植物羌活 *Notopterygium incisum* Ting ex H. T. Chang 或宽叶羌活 *Notopterygium franchetii* H. de Boiss. 的干燥根茎和根。春、秋二季采挖，除去须根及泥沙，晒干。

【性味与归经】辛、苦，温。归膀胱、肾经。

【功能与主治】解表散寒，祛风除湿，止痛。用于风寒感冒，头痛项强，风湿痹痛，肩背酸痛。

【用法与用量】3～10g。

【贮藏】置阴凉干燥处，防蛀。

白芷

bái zhǐ

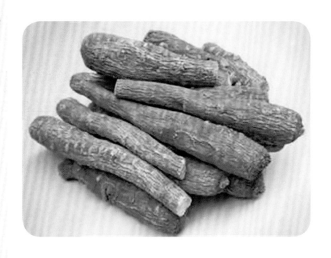

解表散寒且祛风，
宣通鼻窍治头痛。
都梁丸中配川芎，
香气扑鼻鼻窍通。
头痛鼻塞便无踪，
燥湿排脓消胀肿，
疮疡肿痛效亦宏。

本品为伞形科植物白芷 *Angelica dahurica*（Fisch. ex Hoffm.）Benth. et Hook. f. 或杭白芷 *Angelica dahurica*（Fisch. ex Hoffm.）Benth. et Hook. f. var. *formosana*（Boiss.）Shan et Yuan. 的干燥根。夏、秋间叶黄时采挖，除去须根和泥沙，晒干或低温干燥。

【性味与归经】辛，温。归胃、大肠、肺经。

【功能与主治】解表散寒，祛风止痛，宣通鼻窍，燥湿止带，消肿排脓。用于感冒头痛，眉棱骨痛，鼻塞流涕，鼻鼽，鼻渊，牙痛，带下，疮疡肿痛。

【用法与用量】3～10g。

【贮藏】置阴凉干燥处，防蛀。

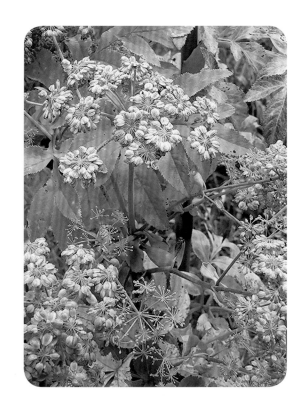

xì xīn

细辛

解表散寒真灵验,
风寒感冒关节炎。
祛风止痛通鼻窍,
善治头痛与鼻炎。
温肺化饮治咳喘,
不超三克是忠言。

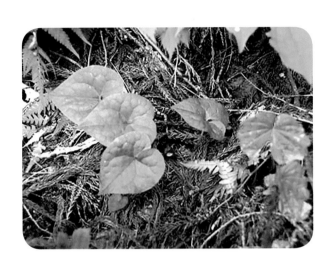

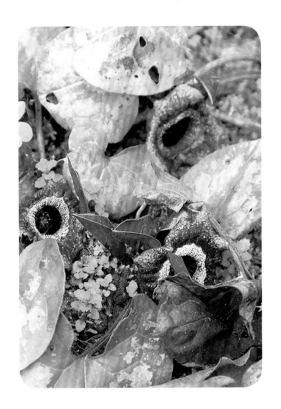

本品为马兜铃科植物北细辛 *Asarum heterotropoides* Fr. Schmidt var. *mandshuricum*（Maxim.）Kitag.、汉城细辛 *Asarum sieboldii* Miq. var. *seoulense* Nakai 或华细辛 *Asarum sieboldii* Miq. 的干燥根和根茎。前两种习称"辽细辛"。夏季果熟期或初秋采挖,除净地上部分和泥沙,阴干。

【性味与归经】辛,温;有小毒。归心、肺、肾经。

【功能与主治】解表散寒,祛风止痛,通窍,温肺化饮。用于风寒感冒,头痛,牙痛,鼻塞流涕,鼻衄,鼻渊,风湿痹痛,痰饮喘咳。

【用法与用量】1～3g。散剂每次服0.5～1g。外用适量。

【贮藏】置阴凉干燥处。

gǎo běn
藁本

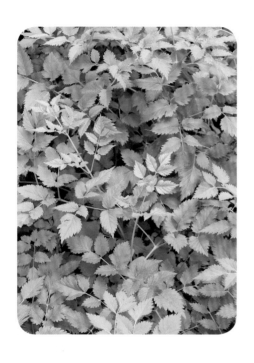

祛风散寒又止疼，
颠顶疼痛有专功。
祛风除湿治痹痛，
风寒感冒更适用。

本品为伞形科植物藁本 *Ligusticum sinense*
Oliv. 或 辽 藁 本 *Ligusticum jeholense* Nakai et
Kitag. 的干燥根茎和根。秋季茎叶枯萎或次春
出苗时采挖，除去泥沙，晒干或烘干。

【性味与归经】辛，温。归膀胱经。

【功能与主治】祛风散寒，除湿止痛。用于风
寒感冒，颠顶疼痛，风湿痹痛。

【用法与用量】3～10g。

【贮藏】置阴凉干燥处，防潮，防蛀。

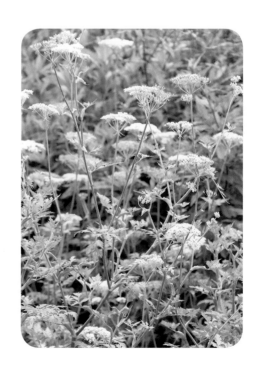

^{cāng' ěr zǐ}
苍耳子

外散风寒治头痛，
鼻塞流涕易见功。
祛风除湿治痹痛，
苍耳有毒损肝功。

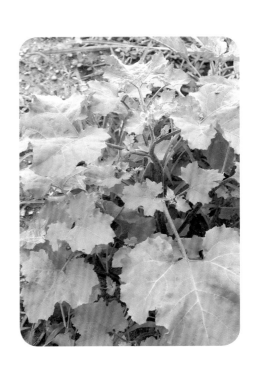

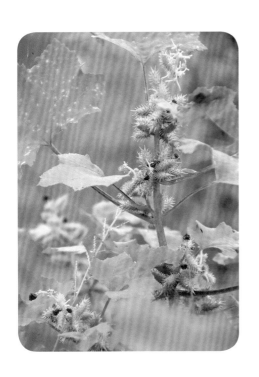

本品为菊科植物苍耳 *Xanthium sibiricum* Patr. 的干燥成熟带总苞的果实。秋季果实成熟时采收，干燥，除去梗、叶等杂质。

【性味与归经】辛、苦，温。有毒。归肺经。

【功能与主治】散风寒，通鼻窍，祛风湿。用于风寒头痛，鼻塞流涕，鼻衄，鼻渊，风疹瘙痒，湿痹拘挛。

【用法与用量】3～10g。

【贮藏】置干燥处。

辛夷

xīn yí

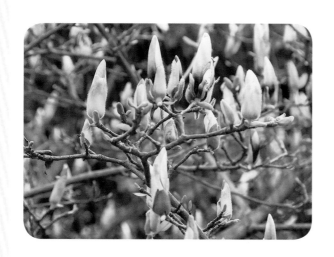

发散风寒鼻窍通,
风寒头痛有专功。
慢性鼻炎首选药,
鼻塞流涕渐无踪。

本品为木兰科植物望春花 *Magnolia biondii* Pamp.、玉兰 *Magnolia denudata* Desr. 或武当玉兰 *Magnilia sprengeri* Pamp. 的干燥花蕾。冬末春初花未开放时采收,除去枝梗,阴干。

【性味与归经】辛,温。归肺、胃经。

【功能与主治】发散风寒,通鼻窍。用于风寒头痛,鼻塞流涕,鼻鼽,鼻渊。

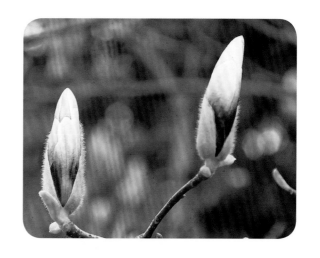

【用法与用量】3～10g,包煎。外用适量。

【贮藏】置阴凉干燥处。

第二节　发散风热药（10种）

bò · he
薄 荷

疏散风热宜辛凉，
风热感冒效尤良。
清利头目除咽痒，
疏肝行气胸胁畅。
鲜叶和蜜擦舌苔，
管教厚苔趋正常。

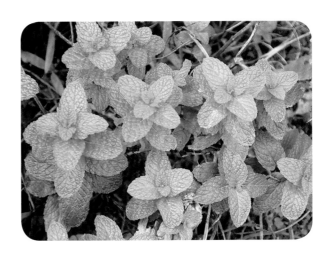

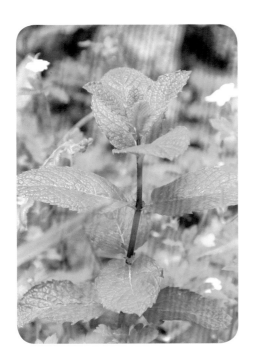

本品为唇形科植物薄荷 *Mentha haplocalyx* Briq. 的干燥地上部分。夏、秋二季茎叶茂盛或花开至三轮时，选晴天，分次采割，晒干或阴干。

【性味与归经】辛，凉。归肺、肝经。

【功能与主治】疏散风热，清利头目，利咽，透疹，疏肝行气。用于风热感冒，风温初起，头痛，目赤，喉痹，口疮，风疹，麻疹，胸胁胀闷。

【用法与用量】3～6g，后下。

【贮藏】置阴凉干燥处。

山蜡梅叶

shān là méi yè

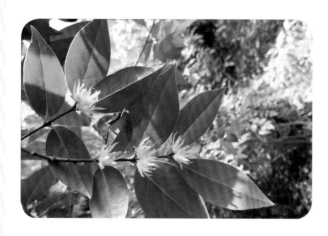

解表祛风治发烧，
风热感冒疗效高。
清热解毒且利咽，
防治时疫前景好。

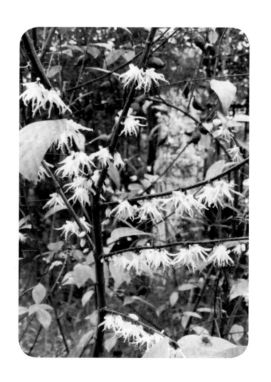

　　本品为蜡梅科植物山蜡梅 *Chimonanthus nitens* Oliv. 的干燥叶。夏、秋二季采收，干燥。拣去枝梗，除去杂质。

【**性味与归经**】微苦、辛，凉。归肺、脾、胃经。

【**功能与主治**】解表祛风，清热解毒，理气健脾，芳香化湿，消导止泻。用于防治感冒，流行性感冒，慢性支气管炎，中暑；脾虚食滞、泄泻；胃脘痛、嘈杂、吞酸。

【**用法与用量**】5～18g。入煎剂，宜后下，或开水泡服。

【**贮藏**】置阴凉干燥处。

牛蒡子
niú bàng zǐ

疏散风热宣肺气，
解毒利咽疹透齐。
风热感冒咽喉炎，
痄腮疮毒效可期。

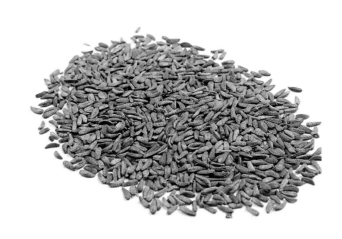

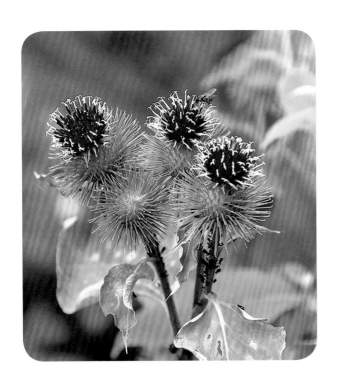

本品为菊科植物牛蒡 *Arctium lappa* L. 的干燥成熟果实。秋季果实成熟时采收果序，晒干，打下果实，除去杂质，再晒干。

【性味与归经】辛、苦，寒。归肺、胃经。

【功能与主治】疏散风热，宣肺透疹，解毒利咽。用于风热感冒，咳嗽痰多，麻疹，风疹，咽喉肿痛，痄腮，丹毒，痈肿疮毒。

【用法与用量】6 ~ 12g。

【贮藏】置通风干燥处。

chán tuì

蝉 蜕

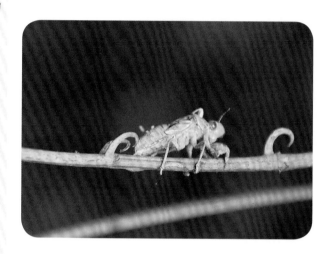

金蝉飞去留蝉衣，
疏散风热很得力。
利咽透疹且退翳，
咽痛音哑功效奇。
解痉能治抽搐证，
善治惊风与夜啼。

本品为蝉科昆虫黑蚱 *Cryptotympana pustulata* Fabricius 的若虫羽化时脱落的皮壳。夏、秋二季收集，除去泥沙，晒干。

【性味与归经】甘，寒。归肺、肝经。

【功能与主治】疏散风热，利咽，透疹，明目退翳，解痉。用于风热感冒，咽痛音哑，麻疹不透，风疹瘙痒，目赤翳障，惊风抽搐，破伤风。

【用法与用量】3～6g。

【贮藏】置干燥处，防压。

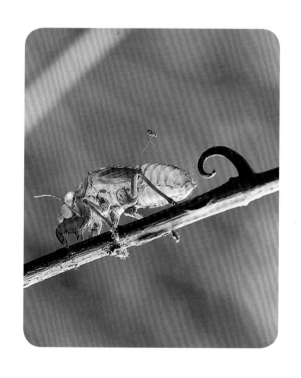

桑叶

sāng yè

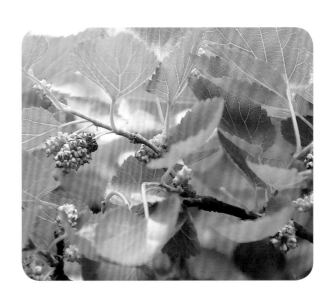

桑叶本是春蚕粮，
疏散风热功效强。
风热感冒肺燥咳，
清肝明目治晕眩。
清肺润燥降糖良，
桑枝提取生物碱，
创新中药呈眼前。

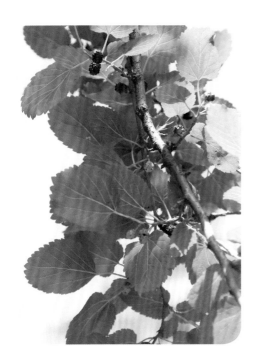

本品为桑科植物桑 *Morus alba* L. 的干燥叶。初霜后采收，除去杂质，晒干。

【性味与归经】甘、苦，寒。归肺、肝经。

【功能与主治】疏散风热，清肺润燥，清肝明目。用于风热感冒，肺热燥咳，头晕头痛，目赤昏花。

【用法与用量】5～10g。

【贮藏】置干燥处。

菊花
jú huā

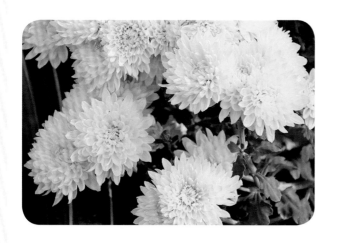

观赏菊花不入药，
药用菊花有定法。
散风清热杭菊花，
平肝明目滁菊佳。
肝阳上亢白菊降，
清热解毒野菊花。
物尽其用辨药性，
高手藏在百姓家。

本品为菊科植物菊 *Chrysanthemum mo-rifoium* Ramat. 的干燥头状花序。9 ～ 11 月花盛开时分批采收，阴干或焙干，或熏、蒸后晒干。药材按产地和加工方法不同，分为"亳菊""滁菊""贡菊""杭菊"。

【性味与归经】辛、甘、苦，微寒。归肺、肝经。

【功能与主治】散风清热，平肝明目，清热解毒。用于风热感冒，头痛眩晕，目赤肿痛，眼目昏花，疮痈肿毒。

【用法与用量】5 ～ 10g。

【贮藏】置阴凉干燥处，密闭保存，防霉，防蛀。

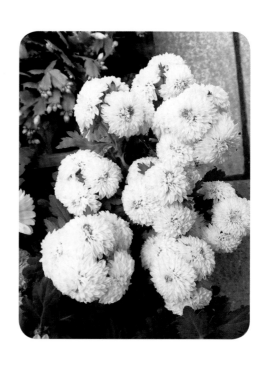

màn jīng zǐ

蔓荆子

满山遍野见蔓荆，
疏散风热目赤轻。
清利头目目更明，
风热感冒且头痛，
牙龈肿痛服之灵。

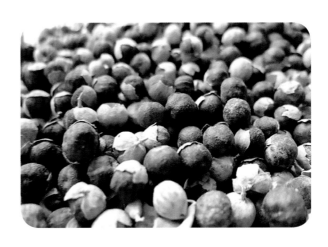

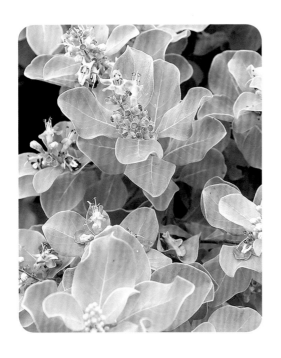

本品为马鞭草科植物单叶蔓荆 *Vitex trifolia* L. var. *simplicifolia* Cham. 或蔓荆 *Vitex trifola* L. 的干燥成熟果实。秋季果实成熟时采收，除去杂质，晒干。

【**性味与归经**】辛、苦，微寒。归膀胱、肝、胃经。

【**功能与主治**】疏散风热，清利头目。用于风热感冒头痛，齿龈肿痛，目赤多泪，目暗不明，头晕目眩。

【**用法与用量**】5～10g。

【**贮藏**】置阴凉干燥处。

chái hú
柴 胡

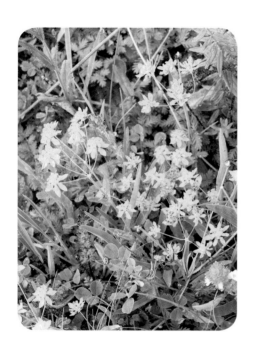

疏散退热治感冒，
寒热往来疗效好。
疏肝解郁治忧郁，
心情舒畅乐陶陶。
升举阳气治气陷，
补中益气疗效高。
柴胡容易伤肝阴，
阴虚体质慎用好。

本品为伞形科植物柴胡 *Bupleurum chinense* DC. 或狭叶柴胡 *Bupleurum scorzonerifolium* Willd. 的干燥根。按性状不同，分别习称"北柴胡"和"南柴胡"。春、秋二季采挖，除去茎叶和泥沙，干燥。

【性味与归经】苦，微寒。归胆、肝经。

【功能与主治】疏散退热，疏肝解郁，升举阳气。用于感冒发热，寒热往来，胸胁胀痛，月经不调，子宫脱垂，脱肛。

【用法与用量】3 ~ 10g。

【注意】大叶柴胡 *Bupleurum longiradiatum* Turcz. 的干燥根茎，表面密生环节，有毒，不可当柴胡用。

【贮藏】置通风干燥处，防蛀。

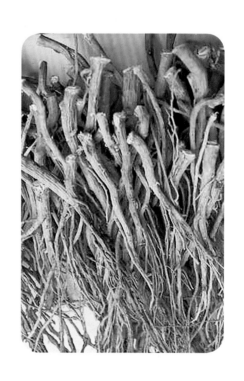

升 麻

发表透疹治斑疹，
温病初起发热轻。
清热解毒胃火清，
牙龈肿痛消之灵。
升举阳气脏腑振，
善治各种脱垂证。

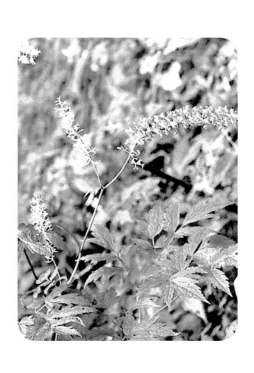

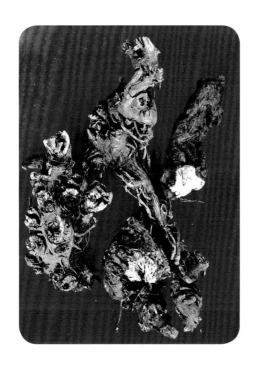

本品为毛茛科植物大三叶升麻 *Cimicifuga heracleifolia* Kom.、兴安升麻 *Cimicifuga dahurica* （Turcz.）Maxim. 或升麻 *Cimicifuga foetida* L. 的干燥根茎。秋季采挖，除去泥沙，晒至须根干时，燎去或除去须根，晒干。

【性味与归经】辛、微甘，微寒。归肺、脾、胃、大肠经。

【功能与主治】发表透疹，清热解毒，升举阳气。用于风热头痛，齿痛，口疮，咽喉肿痛，麻疹不透，阳毒发斑，脱肛，子宫脱垂。

【用法与用量】3～10g。

【贮藏】置通风干燥处。

葛根

^{gé} ^{gēn}

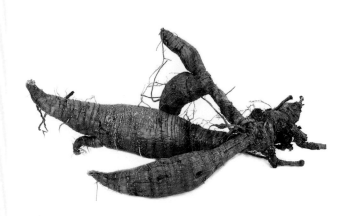

解肌退热又生津，
升阳止泻且透疹。
通经活络胸痹宁，
颈背强痛效亦珍。
头痛眩晕血压平，
突发耳聋早用灵。

本品为豆科植物野葛 *Pueraria lobata*
（Willd.）Ohwi 的干燥根。习称野葛。秋、冬
二季采挖，趁鲜切成厚片或小块，干燥。

【性味与归经】甘、辛，凉。归脾、胃经。

【功能与主治】解肌退热，生津止渴，透疹，
升阳止泻，通经活络，解酒毒。用于外感发
热头痛，项背强痛，口渴，消渴，麻疹不透，
热痢，泄泻，眩晕头痛，中风偏瘫，胸痹心
痛，酒毒伤中。

【用法与用量】10 ~ 15g。

【贮藏】置通风干燥处，防蛀。

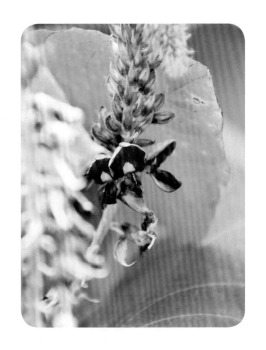

第二章

清热药
（50 种）

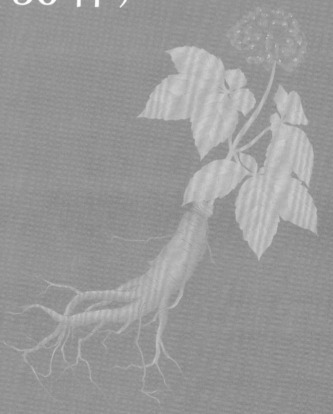

第一节　清热泻火药（11种）

shí　gāo
—— 石膏 ——

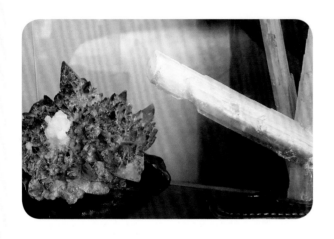

清热泻火除烦渴，
外感高热又喘咳。
胃火上炎龈出血，
脾胃虚寒不相合。

本品为硫酸盐类矿物硬石膏族石膏，主含含水硫酸钙（$CaSO_4 \cdot 2H_2O$），采挖后，除去杂石及泥沙。打碎，粉碎成粗粉。

【性味与归经】甘、辛，大寒。归肺、胃经。

【功能与主治】清热泻火，除烦止渴。用于外感热病，高热烦渴，肺热喘咳，胃火亢盛，头痛，牙痛。

【用法与用量】15～60g，先煎。

【贮藏】置干燥处。

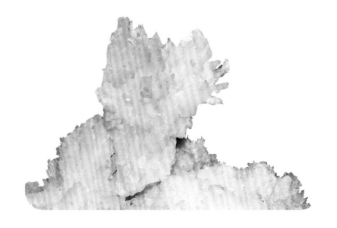

知 母

zhī mǔ

清热泻火治消渴，
高热烦渴较适合。
滋阴润燥治燥咳，
肺热燥咳服之安。
滋阴降火盐水炙，
骨蒸潮热亦适合。

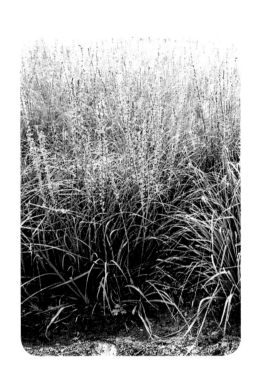

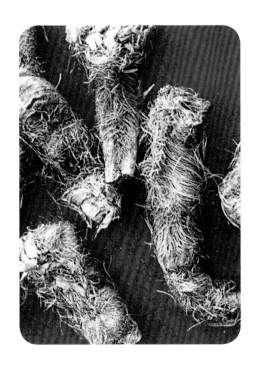

本品为百合科植物知母 *Anemarrhena asphodeloides* Bge. 的干燥根茎。春、秋二季采挖，除去须根和泥沙，晒干，习称"毛知母"；或除去外皮，晒干。

【性味与归经】苦、甘，寒。归肺、胃、肾经。

【功能与主治】清热泻火，滋阴润燥。用于外感热病，高热烦渴，肺热燥咳，骨蒸潮热，内热消渴，肠燥便秘。

【用法与用量】6～12g。

【贮藏】置通风干燥处，防潮。

lú　gēn
芦根

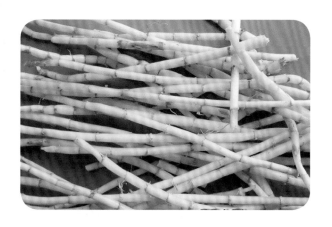

清热泻火又生津，
止渴止呕除烦灵。
肺痈咳嗽脓痰多，
清肺排脓配苡仁。

本品为禾本科植物芦苇 *Phragmites communis* Trin. 的新鲜或干燥根茎。全年均可采挖，除去芽、须根及膜状叶，鲜用或晒干。

【性味与归经】甘，寒。归肺、胃经。

【功能与主治】清热泻火，生津止渴，除烦，止呕，利尿。用于热病烦渴，肺热咳嗽，肺痈吐脓，胃热呕哕，热淋涩痛。

【用法与用量】15～30g；鲜品用量加倍，或捣汁用。

【贮藏】干芦根置干燥处；鲜芦根埋于湿沙中。

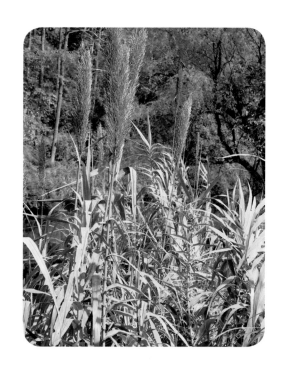

天花粉

tiān　huā　fěn

花粉原是瓜蒌根，
清热泻火又止渴。
消肿排脓治疮疡，
肺热燥咳更适合。
脾虚孕妇皆忌用，
乌附均反瓜蒌根。

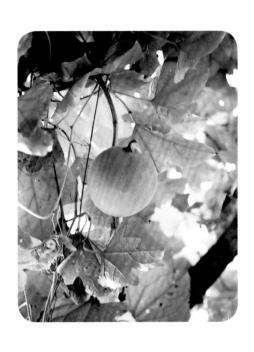

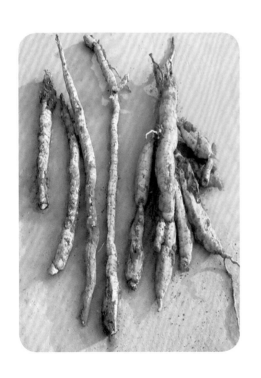

本品为葫芦科植物栝楼 *Trichosanghes kirilowii* Maxim，或双边栝楼 *Trichosanths rosthornii* Harms 的干燥根。秋、冬二季采挖，洗净，除去外皮，切段或纵剖成瓣，干燥。

【性味与归经】甘、微苦，微寒。归肺、胃经。

【功能与主治】清热泻火，生津止渴，消肿排脓。用于热病烦渴，肺热燥咳，内热消渴，疮疡肿毒。

【用法与用量】10 ~ 15g。

【注意】孕妇慎用；不宜与川乌、制川乌、草乌、制草乌、附子同用。

【贮藏】置干燥处，防蛀。

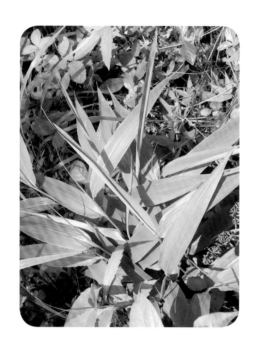

淡竹叶

dàn zhú yè

清热泻火且除烦，
生津止渴功不凡。
口舌生疮龈肿痛，
利尿通淋尿不难。

本品为禾本科植物淡竹叶 *Lophatherum gracile* Brongn. 的干燥茎叶。夏季抽花穗前采割，晒干。

【性味与归经】甘、淡，寒。归心、胃、小肠经。

【功能与主治】清热泻火，除烦止渴，利尿通淋。用于热病烦渴，小便短赤涩痛，口舌生疮。

【用法与用量】6～10g。

【贮藏】置干燥处。

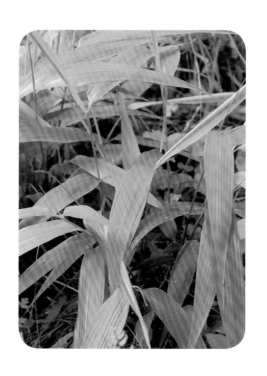

zhǐ · zi

栀 子

泻火除烦治焦虑,
清热利湿黄疸除。
凉血解毒热毒驱,
血热吐衄自然愈。

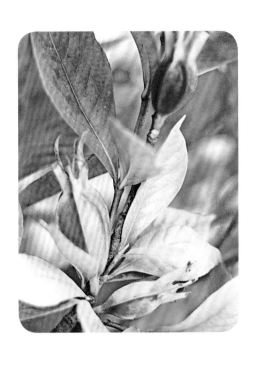

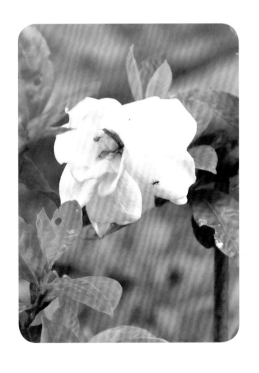

　　本品为茜草科植物栀子 *Gardenia jas-minoides* Ellis 的干燥成熟果实。9 ~ 11 月果实成熟呈红黄色时采收,除去果梗和杂质,蒸至上气或置沸水中略烫,取出,干燥。

【性味与归经】苦,寒。归心、肺、三焦经。

【功能与主治】泻火除烦,清热利湿,凉血解毒;外用消肿止痛。用于热病心烦,湿热黄疸,淋证涩痛,血热吐衄,目赤肿痛,火毒疮疡;外治扭挫伤痛。

【用法与用量】6 ~ 10g。外用生品适量,研末调敷。

【贮藏】置通风干燥处。

xià kū cǎo
夏枯草

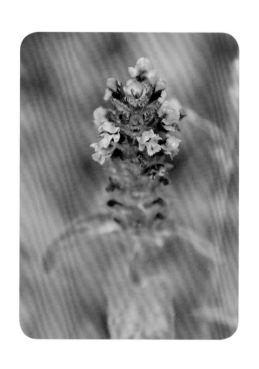

清肝泻火且止疼，
目珠疼痛渐轻松。
散结消肿治乳痈，
瘰疬瘿瘤头眩痛。
颈部肿物渐消融，
血压血糖能调控，
脾胃虚寒应慎用。

本品为唇形科植物夏枯草 *Prunella vulgaris* L. 的干燥果穗。夏季果穗呈棕红色时采收，除去杂质，晒干。

【性味与归经】辛、苦，寒。归肝、胆经。

【功能与主治】清肝泻火，明目，散结消肿。用于目赤肿痛，目珠夜痛，头痛眩晕，瘰疬，瘿瘤，乳痈，乳癖，乳房胀痛。

【用法与用量】9 ~ 15g。

【贮藏】置干燥处。

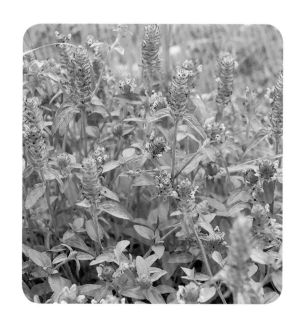

jué　míng　zǐ

决 明 子

清热明目又润肠，
目赤涩痛羞明宜。
大便秘结配合用，
头痛眩晕有专长。

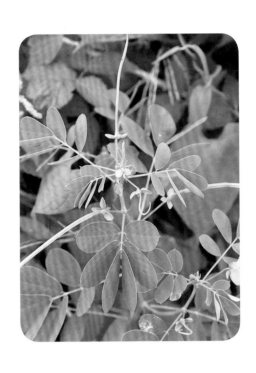

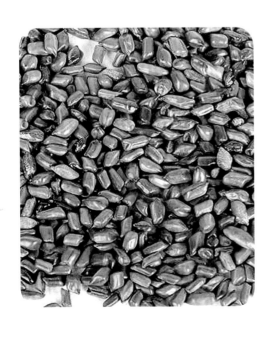

本品为豆科植物决明 *Cassia obtusifolia* L. 或小决明 *Cassia tora* L. 的干燥成熟种子。秋季采收成熟果实，晒干，打下种子，除去杂质。

【性味与归经】甘、苦、咸，微寒。归肝、大肠经。

【功能与主治】清热明目，润肠通便。用于目赤涩痛，羞明多泪，头痛眩晕，目暗不明，大便秘结。

【用法与用量】9 ~ 15g。

【贮藏】置干燥处。

mì méng huā
密蒙花

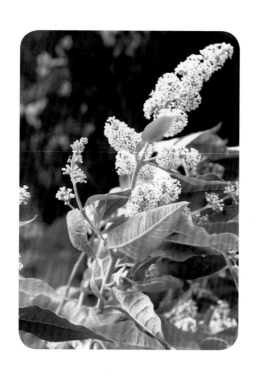

清热泻火降肝火，
目赤肿痛好效果。
养肝明目治目暗，
退翳能治眼翳膜，
视物昏花不发愁。

本品为马钱科植物密蒙花 *Buddleja offi-cinalis* Maxim. 的干燥花蕾和花序。春季花未开放时采收，除去杂质，干燥。

【性味与归经】甘，微寒。归肝经。

【功能与主治】清热泻火，养肝明目，退翳。用于目赤肿痛，多泪羞明，目生翳膜，肝虚目暗，视物昏花。

【用法与用量】3～9g。

【贮藏】置通风干燥处，防潮。

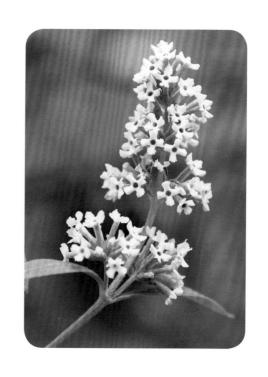

谷精草
gǔ jīng cǎo

疏散风热又明目，
目赤肿痛服之舒。
目生翳膜渐消退，
风热头痛配薄荷。

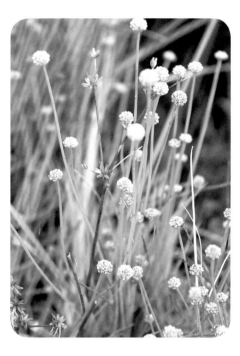

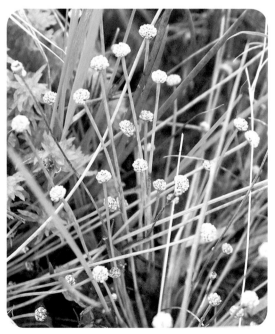

本品为谷精草科植物谷精草 *Erio-cauton buergerianzun* Koern. 的干燥带花茎的头状花序。秋季采收，将花序连同花茎拔出，晒干。

【性味与归经】辛、甘，平。归肝、肺经。

【功能与主治】疏散风热，明目退翳。用于风热目赤，肿痛羞明，眼生翳膜，风热头痛。

【用法与用量】5 ~ 10g。

【贮藏】置通风干燥处。

qīng xiāng zǐ

青葙子

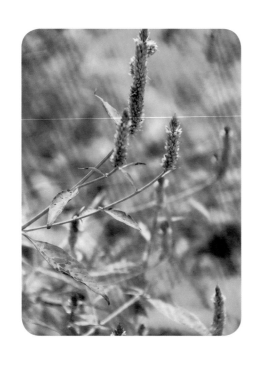

清肝泻火又明目，
目赤肿痛或翳膜。
肝火头痛眩晕除，
瞳仁扩大不宜服。

本品为苋科植物青葙 *Celosia argentea* L. 的干燥成熟种子。秋季果实成熟时采割植株或摘取果穗，晒干，收集种子，除去杂质。

【性味与归经】苦，微寒。归肝经。

【功能与主治】清肝泻火，明目退翳。用于肝热目赤，目生翳膜，视物昏花，肝火眩晕。

【用法与用量】9 ~ 15g。

【注意】本品有扩散瞳孔作用，青光眼患者禁用。

【贮藏】置干燥处。

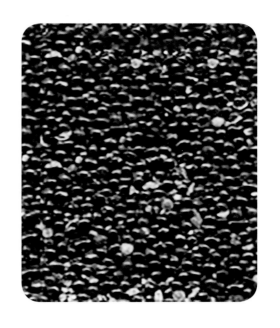

第二节 清热燥湿药（7种）

huáng qín
huáng qín
黄芩

清热燥湿泻火毒，
肺热咳嗽痰黄稠。
血热吐衄不发愁，
高热烦渴生疮毒。
止血安胎高一筹，
食少便溏应慎用。

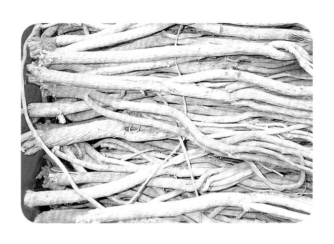

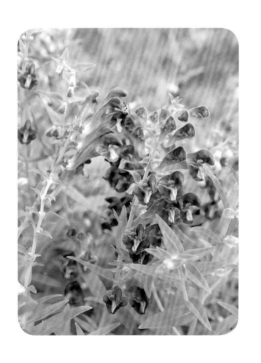

本品为唇形科植物黄芩 *Scutellaria baicalensis* Georgi 的干燥根。春、秋二季采挖，除去须根和泥沙，晒后撞去粗皮，晒干。

【性味与归经】苦，寒。归肺、胆、脾、胃、大肠、小肠经。

【功能与主治】清热燥湿，泻火解毒，止血，安胎。用于湿温、暑湿，胸闷呕恶，湿热痞满，泻痢，黄疸，肺热咳嗽，高热烦渴，血热吐衄，痈肿疮毒，胎动不安。

【用法与用量】3～10g。

【贮藏】置通风干燥处，防潮。

huáng lián

黄连

大苦大寒清湿热，泻火解毒应首选。

高热神昏热盛证，黄连解毒汤卓越。

肝火犯胃左金丸，湿热泻痢香连丸。

降糖降脂降血压，一药多效难超越。

老年痴呆多动症，调节心神效突出。

更年症状渐渐消，螺旋杆菌能杀灭。

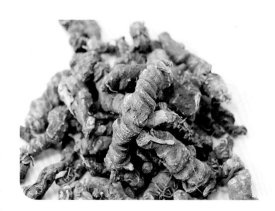
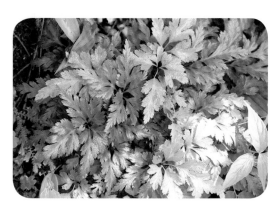

本品为毛茛科植物黄连 *Coptis chinensis* Franch.、三角叶黄连 *Coptis deltoidea* C. Y. Cheng et Hsiao 或云连 *Coptis teeta* Wall. 的干燥根茎。以上三种分别习称"味连""雅连""云连"。秋季采挖，除去须根和泥沙，干燥，撞去残留须根。

【性味与归经】苦，寒。归心、脾、胃、肝、胆、大肠经。

【功能与主治】清热燥湿，泻火解毒。用于湿热痞满，呕吐吞酸，泻痢，黄疸，高热神昏，心火亢盛，心烦不寐，心悸不宁，血热吐衄，目赤，牙痛，消渴，痈肿疔疮；外治湿疹，湿疮，耳道流脓。酒黄连善清上焦火热。用于目赤，口疮。姜黄连清胃和胃止呕。用于寒热互结，湿热中阻，痞满呕吐。萸黄连舒肝和胃止呕。用于肝胃不和，呕吐吞酸。

【用法与用量】2~5g。外用适量。

【贮藏】置通风干燥处。

huáng bò

黄柏

清热燥湿有专长，
泻火除蒸治劳热。
湿疹湿疮且瘙痒，
解毒疗疮功效彰。
阴虚火旺又盗汗，
盐制黄柏更适宜。

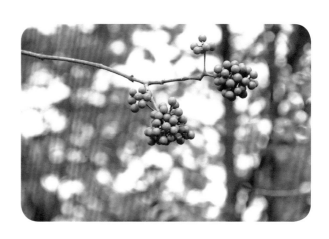

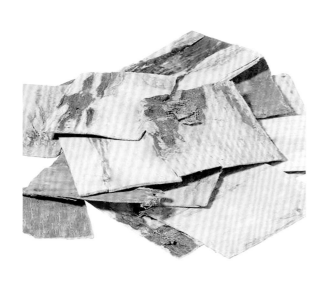

本品为芸香科植物黄皮树 *Phellodendron chinense* Schneid. 的干燥树皮。习称"川黄柏"。剥取树皮后，除去粗皮，晒干。

【性味与归经】苦，寒。归膀胱经。

【功能与主治】清热燥湿，泻火除蒸，解毒疗疮。用于湿热泻痢，黄疸尿赤，带下阴痒，热淋涩痛，脚气痿躄，骨蒸劳热，盗汗，遗精，疮疡肿毒，湿疹湿疮。盐黄柏滋阴降火。用于阴虚火旺，盗汗骨蒸。

【用法与用量】3～12g。外用适量。

【贮藏】置通风干燥处，防潮。

lóng dǎn

龙胆

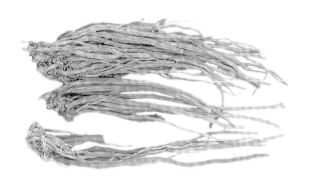

清热燥湿力量大，
下焦湿热顶呱呱。
黄疸阴肿又阴痒，
湿疹瘙痒效亦佳。
清泻肝胆治胁痛，
目赤肿痛配菊花。
龙胆泻肝为名方，
脾胃虚寒不用它。

本品为龙胆科植物条叶龙胆 *Gentiana manshurica* Kitag.、龙胆 *Gentiana scabra* Bee.、三花龙胆 *Gentiana trilora* Pall. 或坚龙胆 *Gentiana rigescens* Franch. 的干燥根和根茎。前三种习称"龙胆"，后一种习称"坚龙胆"。春、秋二季采挖，洗净，干燥。

【性味与归经】苦，寒。归肝、胆经。

【功能与主治】清热燥湿，泻肝胆火。用于湿热黄疸，阴肿阴痒，带下，湿疹瘙痒，肝火目赤，耳鸣耳聋，胁痛口苦，强中，惊风抽搐。

【用法与用量】3～6g。

【贮藏】置干燥处。

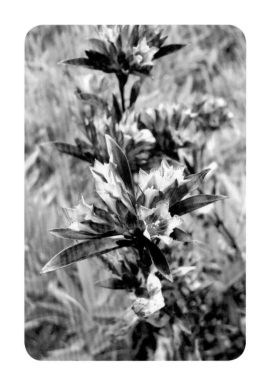

秦皮

qín pí

清热燥湿善止痢，
白头翁汤重用你。
明目能治眼翳膜，
尿酸过高降之喜。

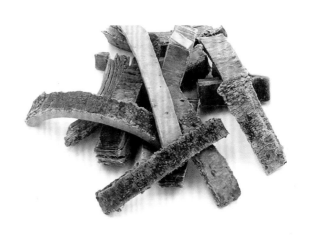

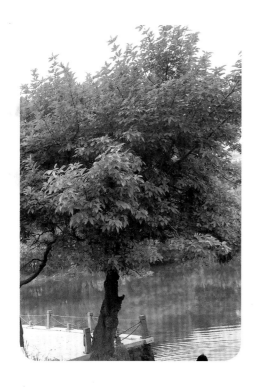

本品为木犀科植物苦枥白蜡树 *Fraxinus rhynchophylla* Hance、白蜡树 *F. chinensis* Roxb.、尖叶白蜡树 *F. szaboana* Lingelsh. 或宿柱白蜡树 *F. stylosa* Lingelsh. 的干燥枝皮或干皮。春、秋二季剥取，晒干。

【性味与归经】苦、涩，寒。归肝、胆、大肠经。

【功能与主治】清热燥湿，收涩止痢，止带，明目。用于湿热泻痢，赤白带下，目赤肿痛，目生翳膜。

【用法与用量】6～12g。外用适量，煎洗患处。

【贮藏】置通风干燥处。

kǔ shēn

苦参

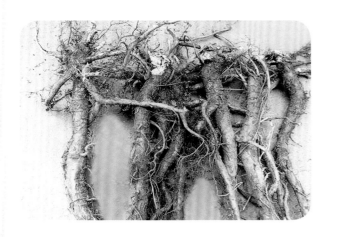

清热燥湿治热痢，
黄疸带下和尿闭。
杀虫利尿疗淋沥，
皮肤瘙痒能平息。

本品为豆科植物苦参 *Sophora flavescens* Ait. 的干燥根。春、秋二季采挖，除去根头和小支根，洗净，干燥，或趁鲜切片，干燥。

【性味与归经】苦，寒。归心、肝、胃、大肠、膀胱经。

【功能与主治】清热燥湿，杀虫，利尿。用于热痢，便血，黄疸尿闭，赤白带下，阴肿阴痒，湿疹，湿疮，皮肤瘙痒，疥癣麻风；外治滴虫性阴道炎。

【用法与用量】4.5～9g。外用适量，煎汤洗患处。

【注意】不宜与藜芦同用。

【贮藏】置干燥处。

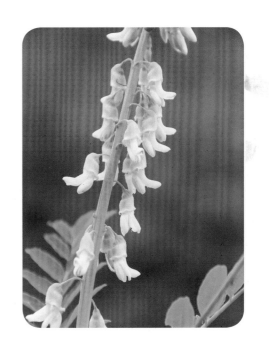

bái xiān pí

白鲜皮

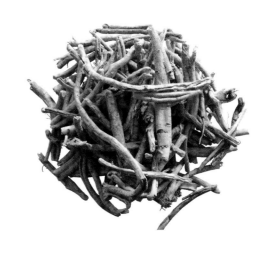

皮科要药白鲜皮，
清热燥湿祛风邪。
湿疹风疹瘙痒息，
善解疮毒脓淋漓。
内服外洗能合力，
脾胃虚寒不入剂。

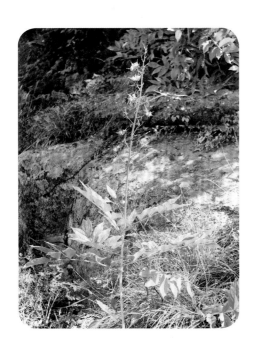

本品为芸香科植物白鲜 *Dictamnus dasycarpus* Turcz. 的干燥根皮。春、秋二季采挖根部，除去泥沙和粗皮，剥取根皮，干燥。

【性味与归经】苦，寒。归脾、胃、膀胱经。

【功能与主治】清热燥湿，祛风解毒。用于湿热疮毒，黄水淋漓，湿疹，风疹，疥癣疮癞，风湿热痹，黄疸尿赤。

【用法与用量】5 ～ 10g。外用适量，煎汤洗或研粉敷。

【贮藏】置通风干燥处。

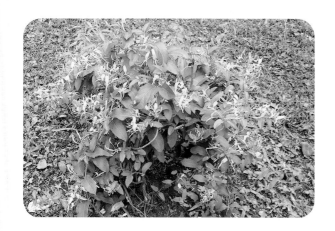

第三节 清热解毒药（23种）

jīn yín huā
金银花

清热解毒金银花，
药食两用人人夸。
疏散风热治感冒，
温病初起退烧佳。
金银花与山银花，
功能主治也相当。
价廉物美山银花，
南方多省来当家。

本品为忍冬科植物忍冬 *Lonicera japonca* Thunb. 的干燥花蕾或带初开的花。夏初花开放前采收，干燥。

【性味与归经】甘，寒。归肺、心、胃经。

【功能与主治】清热解毒，疏散风热。用于痈肿疔疮，喉痹，丹毒，热毒血痢，风热感冒，温病发热。

【用法与用量】6～15g。

【贮藏】置阴凉干燥处，防潮，防蛀。

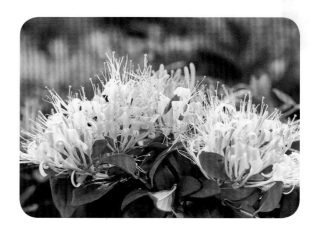

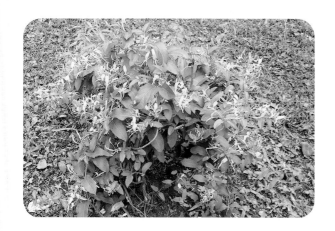
精彩诗图话中药
JINGCAI SHITU HUA ZHONGYAO

lián qiáo
连翘

清热解毒肿结散，
痈疽疮疡疗效好。
疏散风热治感冒，
温病初起银翘散。
温热入营先心烦，
高热神昏且发斑。

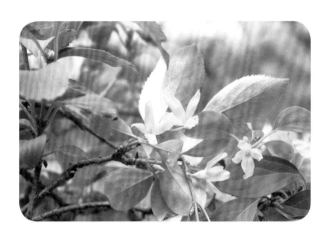

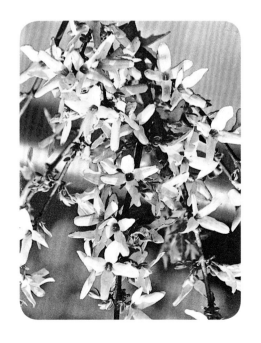

本品为木犀科植物连翘 *Forsythia suspensa*（Thunb.）Vahl 的干燥果实。秋季果实初熟尚带绿色时采收，除去杂质，蒸熟，晒干，习称"青翘"；果实熟透时采收，晒干，除去杂质，习称"老翘"。

【性味与归经】苦，微寒。归肺、心、小肠经。

【功能与主治】清热解毒，消肿散结，疏散风热。用于痈疽，瘰疬，乳痈，丹毒，风热感冒，温病初起，温热入营，高热烦渴，神昏发斑，热淋涩痛。

【用法与用量】6～15g。

【贮藏】置干燥处。

chuān xīn lián

穿心莲

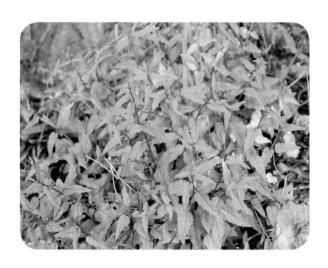

清热解毒消痈肿,
热毒上攻咽喉疼。
痰热壅肺患肺痈,
咳吐脓血渐无踪。
清热凉血又燥湿,
善治泻痢尿涩痛。

本品为爵床科植物穿心莲 *Andrographis paniculate*（Burm. f.）Nees 的干燥地上部分。秋初茎叶茂盛时采割，晒干。

【性味与归经】苦，寒。归心、肺、大肠、膀胱经。

【功能与主治】清热解毒，凉血，消肿。用于感冒发热，咽喉肿痛，口舌生疮，顿咳劳嗽，泄泻痢疾，热淋涩痛，痈肿疮疡，蛇虫咬伤。

【用法与用量】6～9g。外用适量。

【贮藏】置干燥处。

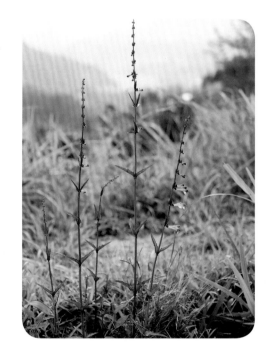

大青叶
dà qīng yè

清热解毒凉血药，
温病高热又发斑。
感冒肝炎腮腺炎，
病毒疾病有良效。

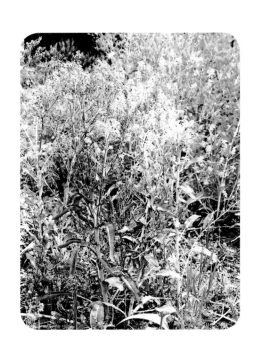

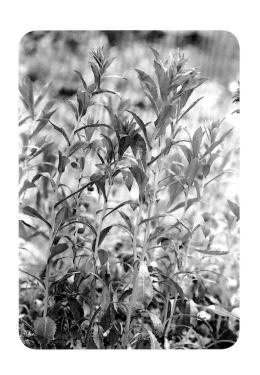

本品为十字花科植物菘蓝 *Isatis indigotica* Fort. 的干燥叶。夏、秋二季分 2 ~ 3 次采收，除去杂质，晒干。

【性味与归经】苦，寒。归心、胃经。

【功能与主治】清热解毒，凉血消斑。用于温病高热，神昏，发斑发疹，痄腮，喉痹，丹毒，痈肿。

【用法与用量】9 ~ 15g。

【贮藏】置通风干燥处，防霉。

bǎn lán gēn
板蓝根

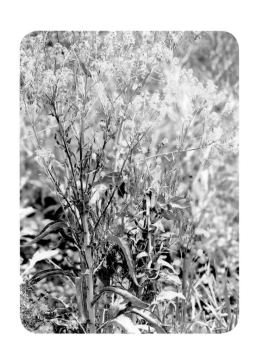

清热解毒凉血药，
温病高热又发斑。
流感乙脑及肝炎，
病毒疾病有良效。
利咽善治咽喉炎，
脾胃虚寒不用它。

本品为十字花科植物菘蓝 *Isatis indigotica* Fort. 的干燥根。秋季采挖，除去泥沙，晒干。

【性味与归经】苦，寒。归心、胃经。

【功能与主治】清热解毒，凉血利咽。用于温疫时毒，发热咽痛，温毒发斑，痄腮，烂喉丹痧，大头瘟，丹毒，痈肿。

【用法与用量】9～15g。

【贮藏】置干燥处，防霉，防蛀。

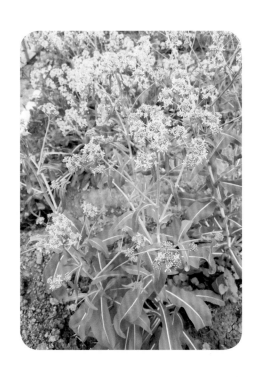

pú gōng yīng
蒲公英

清热解毒治疮疡，
消肿散结乳腺炎。
肺痈肠痈服之宜，
利尿通淋膀胱炎。
内服外敷效更良，
体虚阴疽不适宜。

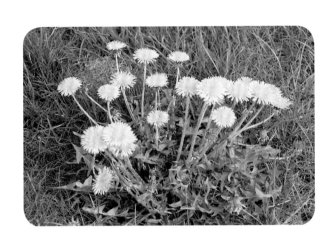

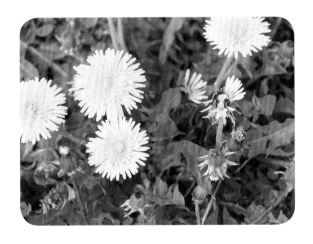

本品为菊科植物蒲公英 *Taraxacum mongolicum* Hand. −Mazz.、碱地蒲公英 *Taraxacum borealisinense* Kitam. 或同属数种植物的干燥全草。春至秋季花初开时采挖，除去杂质，洗净，晒干。

【性味与归经】苦、甘，寒。归肝、胃经。

【功能与主治】清热解毒，消肿散结，利尿通淋。用于疔疮肿毒，乳痈，瘰疬，目赤，咽痛，肺痈，肠痈，湿热黄疸，热淋涩痛。

【用法与用量】10 ～ 15g。

【贮藏】置通风干燥处，防潮，防蛀。

chóng lóu
重楼

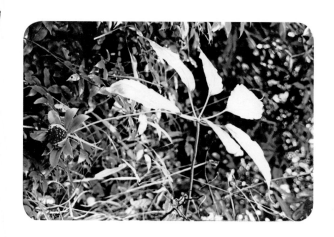

清热解毒又消肿，
善治疗疮咽喉痛。
凉肝定惊治抽搐，
跌仆伤痛易见功。
药性苦寒有小毒，
虚寒孕妇均忌用。

本品为百合科植物云南重楼 *Paris polyphylla* Smith var. *yunnanensis*（Franch.）Hand.–Mazz. 或七叶一枝花 *Paris polyphylla* Smith var. *chinensis*（Franch）Hara 的干燥根茎。秋季采挖，除去须根，洗净，晒干。

【性味与归经】苦，微寒。有小毒。归肝经。

【功能与主治】清热解毒，消肿止痛，凉肝定惊。用于疗疮痈肿，咽喉肿痛，蛇虫咬伤，跌仆伤痛，惊风抽搐。

【用法与用量】3～9g。外用适量，研末调敷。

【贮藏】置通风干燥处，防蛀。

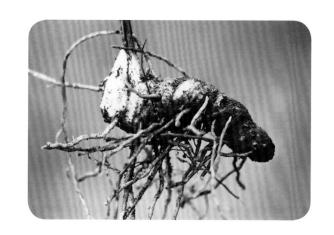

tǔ　fú　líng
土茯苓

解毒除湿治湿毒，
梅毒汞毒棉酚毒。
通利关节肢体爽，
煎服忌铁又忌茶。

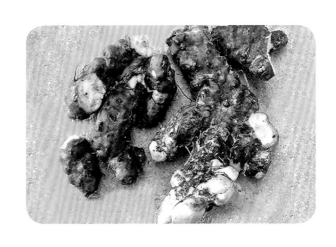

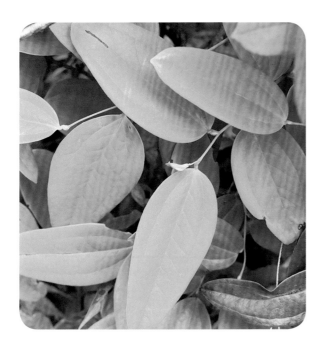

本品为百合科植物光叶菝葜 *Smilax glabra* Roxb. 的干燥根茎。夏、秋二季采挖，除去须根，洗净，干燥；或趁鲜切成薄片，干燥。

【性味与归经】甘、淡，平。归肝、胃经。

【功能与主治】解毒，除湿，通利关节。用于梅毒及汞中毒所致的肢体拘挛，筋骨疼痛；湿热淋浊，带下，痈肿，瘰疬，疥癣。

【用法与用量】15～60g。

【贮藏】置通风干燥处。

yú xīng cǎo

鱼腥草

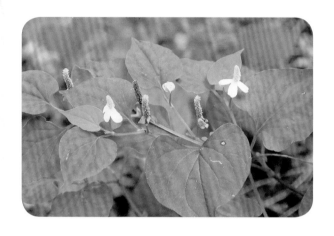

清热解毒治疮疡，
内服外敷效更强。
消痈排脓肺脓肿，
咳吐脓血效尤良。
利尿通淋治淋沥，
虚寒体质不适宜。

本品为三白草科植物蕺菜 *Houttuynia cordata* Thunb. 的新鲜全草或干燥地上部分。鲜品全年均可采割；干品夏季茎叶茂盛花穗多时采割，除去杂质，晒干。

【性味与归经】辛，微寒。归肺经。

【功能与主治】清热解毒，消痈排脓，利尿通淋。用于肺痈吐脓，痰热喘咳，热痢，热淋，痈肿疮毒。

【用法与用量】15～25g，不宜久煎；鲜品用量加倍，水煎或捣汁服。外用适量，捣敷或煎汤熏洗患处。

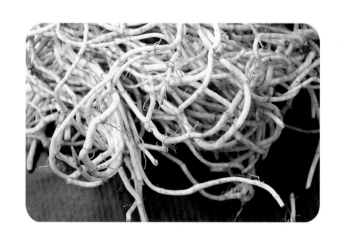

【贮藏】干鱼腥草置干燥处；鲜鱼腥草置阴凉潮湿处。

jīn qiáo mài 金荞麦

清热解毒善消痈，
排脓祛瘀能止痛。
肺痈吐脓胸胁疼，
肺热喘咳痰黄浓。
咽喉肿痛为要药，
密闭酒炖效更宏。

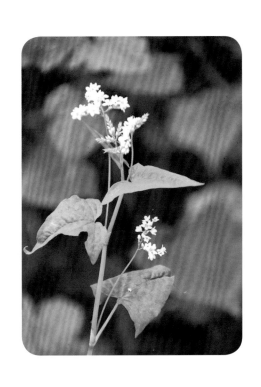

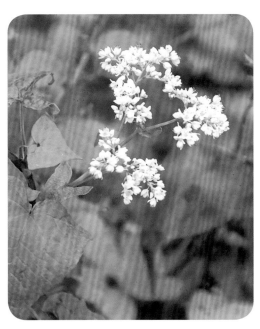

　　本品为蓼科植物金荞麦 *Fagopyrum dibotrys*（D. Don）Hara 的干燥根茎。冬季采挖，除去茎和须根，洗净，晒干。

【性味与归经】微辛、涩，凉。归肺经。

【功能与主治】清热解毒，排脓祛瘀。用于肺痈吐脓，肺热喘咳，乳蛾肿痛。

【用法与用量】15 ～ 45g，用水或黄酒隔水密闭炖服。

【贮藏】置干燥处，防霉，防蛀。

败酱草

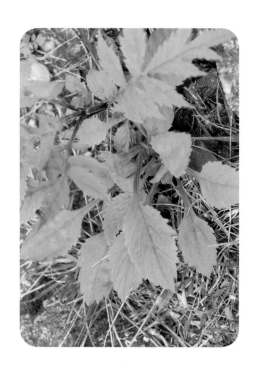

败酱气味难依从,
临床疗效却出众。
清热解毒消痈肿,
肺痈乳痈与肠痈。
产后瘀滞腹疼痛,
脾虚孕妇均忌用。

本品为败酱科植物黄花败酱 Patrinia scabiosaefolia Fisch. 或白花败酱 Patrinia villosa Juss. 的干燥全草。

【性味与归经】辛、苦,凉。入肝、胃、大肠经。

【功能与主治】清热解毒,祛痰排脓。肠痈,肺痈,痢疾,产后瘀血腹痛,痈肿疔疮。

【用法与用量】6 ~ 15g。

【贮藏】置阴凉干燥处。

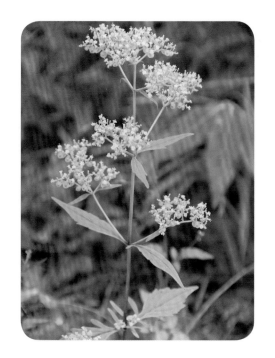

射干

shè gàn

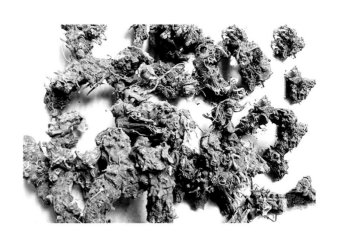

清热解毒又利咽，
咽喉肿痛效可信。
痰涎壅盛咳喘证，
消痰利咽效真灵。

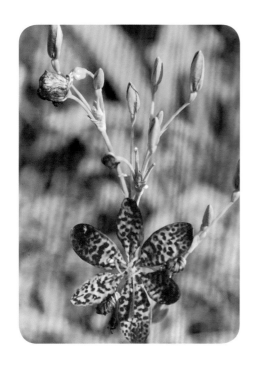

　　本品为鸢尾科植物射干 *Belamcanda chinensis*（L.）DC. 的干燥根茎。春初刚发芽或秋末茎叶枯萎时采挖，除去须根和泥沙，干燥。

【性味与归经】苦，寒。归肺经。

【功能与主治】清热解毒，消痰，利咽。用于热毒痰火郁结，咽喉肿痛，痰涎壅盛，咳嗽气喘。

【用法与用量】3～10g。

【贮藏】置干燥处。

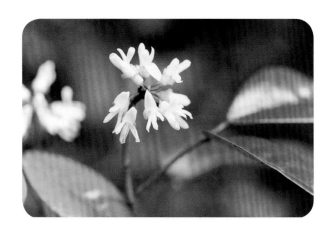

山豆根
shān dòu gēn

清热解毒且消肿，
咽喉红肿牙龈痛。
火毒蕴结舌生疮，
谨防肝毒量严控。

本品为豆科植物越南槐 *Sophora tonkinensis* Gagnep. 的干燥根和根茎。秋季采挖，除去杂质，洗净，干燥。

【性味与归经】苦，寒；有毒。归肺、胃经。

【功能与主治】清热解毒，消肿利咽。用于火毒蕴结，乳蛾喉痹，咽喉肿痛，齿龈肿痛，口舌生疮。

【用法与用量】3～6g。

【贮藏】置干燥处。

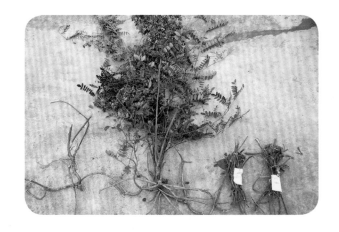

mǎ bó
马 勃

清热利咽治音哑，
肺热咳嗽配银花。
凉血止血治出血，
外治鼻衄效亦佳。

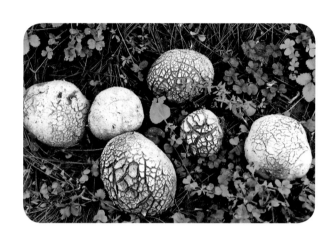

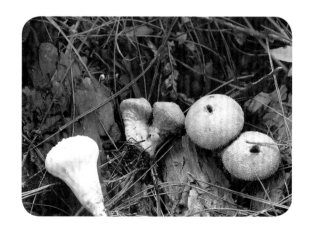

本品为灰包科真菌脱皮马勃 *La-siosphaera fenzlii* Reich.、大马勃 *Calvatia gigantea*（Batsch exPers.）Lloyd 或紫色马勃 *Calvatia lilacina*（Mont. et Berk.）Lloyd 的干燥子实体。夏、秋二季子实体成熟时及时采收，除去泥沙，干燥。

【性味与归经】辛，平。归肺经。

【功能与主治】清肺利咽，止血。用于风热郁肺咽痛，音哑，咳嗽；外治鼻衄，创伤出血。

【用法与用量】2 ~ 6g。外用适量，敷患处。

【贮藏】置干燥处，防尘。

bái tóu wēng
白头翁

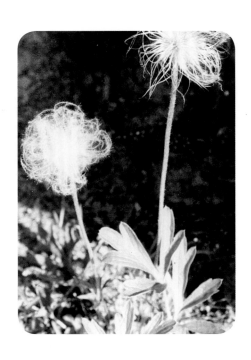

清热解毒又凉血，
热毒血痢应首选。
阴痒带下属湿热，
内服外洗效突出。
白头翁汤系名方，
连柏秦皮效卓越。

本品为毛茛科植物白头翁 *Pulsatilla chinensis*（Bge.）Regel 的干燥根。春、秋二季采挖，除去泥沙，干燥。

【性味与归经】苦，寒。归肠经。

【功能与主治】清热解毒，凉血止痢。用于热毒血痢，阴痒带下。

【用法与用量】9～15g。

【贮藏】置通风干燥处。

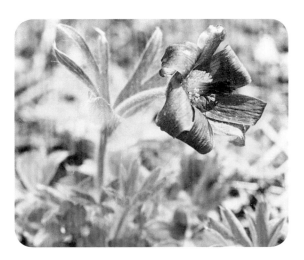

mǎ chǐ xiàn
马齿苋

清热解毒热痢休，
凉血止血治崩漏。
脾虚肠滑不能用，
收缩子宫孕妇愁。

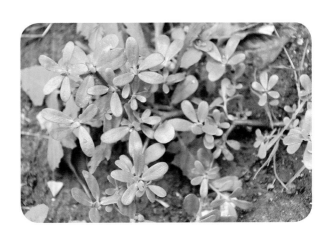

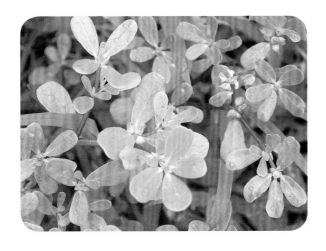

　　本品为马齿苋科植物马齿苋 *Portulaca oleracea* L. 的干燥地上部分。夏、秋二季采收，除去残根和杂质，洗净，略蒸或烫后晒干。

【**性味与归经**】酸，寒。归肝、大肠经。

【**功能与主治**】清热解毒，凉血止血，止痢。用于热毒血痢，痈肿疔疮，湿疹，丹毒，蛇虫咬伤，便血，痔血，崩漏下血。

【**用法与用量**】9 ~ 15g。外用适量捣敷患处。

【**贮藏**】置通风干燥处，防潮。

bàn biān lián

半边莲

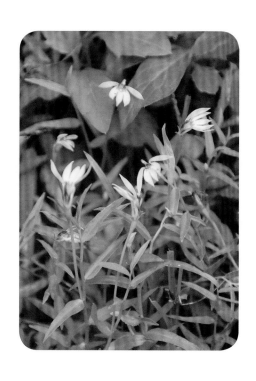

清热解毒抗肿瘤，
痈肿疔疮效一流。
蛇虫咬伤易见效，
臌胀水肿高一等。
湿热黄疸肝不舒，
湿疹湿疮不发愁。
半边莲与半枝莲，
两者合用更潮流。

本品为桔梗科植物半边莲
Lobelia chinensis Lour. 的干燥全
草。夏季采收，除去泥沙，洗净，
晒干。

【性味与归经】辛，平。归心、小
肠、肺经。

【功能与主治】清热解毒，利尿消
肿。用于痈肿疔疮，蛇虫咬伤，臌
胀水肿，湿热黄疸，湿疹湿疮。

【用法与用量】9～15g。

【贮藏】置干燥处。

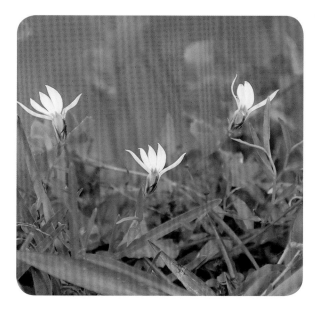

bàn zhī lián

—— 半枝莲 ——

清热解毒抗肿瘤，
痈肿疔疮效一流。
化瘀利水治伤痛，
蛇虫咬伤不发愁。
清利湿热治黄疸，
咽喉肿痛常选用。
半枝莲与半边莲，
功能主治可合流。

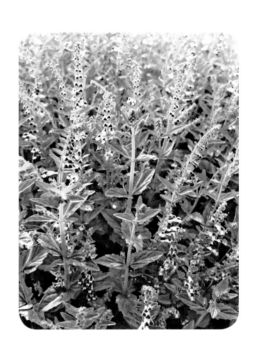

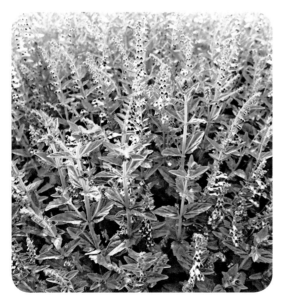

本品为唇形科植物半枝莲 *Scutellaria barbata* D.Don 的干燥全草。夏、秋二季茎叶茂盛时采挖，洗净，晒干。

【性味与归经】辛、苦，寒。归肺、肝、肾经。

【功能与主治】清热解毒，化瘀利尿。用于疔疮肿毒，咽喉肿痛，跌扑伤痛，水肿，黄疸，蛇虫咬伤。

【用法与用量】15 ~ 30g。

【贮藏】置干燥处。

bái huā shé shé cǎo
白花蛇舌草

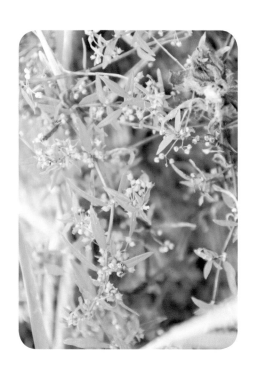

清热解毒抗肿瘤，
多种肿瘤配合用。
利湿通淋治涩痛，
小便淋沥效一流。
痈肿疮毒蛇咬伤，
内服外敷效上流。

茜草科植物白花蛇舌草 *Oldenlandia diffusa*（Willd.）Roxb. 的干燥全草。

【性味与归经】苦、甘，寒；无毒。归心、肝、脾、大肠经。

【功能与主治】清热解毒，利湿。肺热喘咳，咽喉肿痛，肠痈，疔肿疮疡，毒蛇咬伤，热淋涩痛，湿热黄疸。

【用法与用量】15～30g。

【贮藏】置阴凉干燥处。

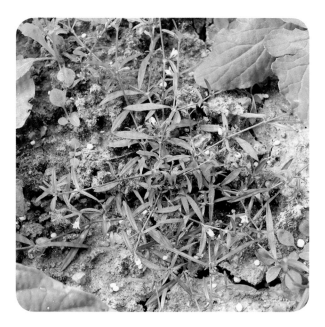

shān cí gū

山慈菇

清热解毒又止痛，
痈肿疗毒及蛇虫。
化痰散结治瘰疬，
癥瘕痞块配合用。

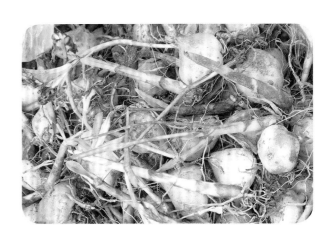

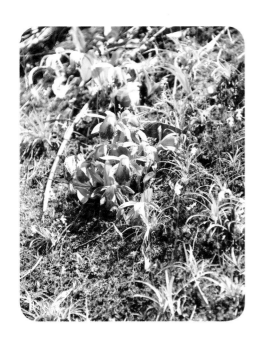

本品为兰科植物杜鹃兰 *Cremastra appendiculata*（D. Don）Makino、独蒜兰 *Pleione bulbocodioides*（Franch.）Rolfe 或云南独蒜兰 *Pleione yunnanensis* Rolfe 的干燥假鳞茎。前者习称"毛慈菇"，后二者习称"冰球子"。夏、秋二季采挖，除去地上部分及泥沙，分开大小置沸水锅中蒸煮至透心，干燥。

【性味与归经】甘、微辛，凉。归肝、脾经。

【功能与主治】清热解毒，化痰散结。用于痈肿疗毒，瘰疬痰核，蛇虫咬伤，癥瘕痞块。

【用法与用量】3～9g。外用适量。

【贮藏】置干燥处。

熊胆粉

xióng dǎn fěn

黑熊引流熊胆粉，百姓享用有缘分。

清热解毒治肿瘤，息风止痉治惊风。

清肝利胆又溶石，保肝降酶易见功。

解酒首选熊胆粉，护肝降酶敢担当。

降脂降压又降糖，调节代谢保安康。

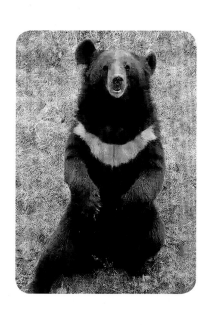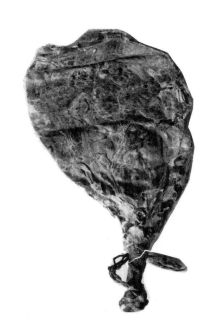

本品为熊科动物黑熊 *Selenaretos thibetanus* Cuvier 经胆囊手术引流胆汁而得的干燥品。

【性味与归经】苦，寒。归肝、胆、心经。

【功能与主治】清热，平肝，明目。用于惊风抽搐，咽喉肿痛。

【用法与用量】0.3 ～ 0.6g。

【贮藏】密封、避光、置阴凉干燥处。

bái liǎn

白蔹

清热解毒又散结，
疮疡疔毒效易见。
敛疮生肌防皲裂，
水火烫伤敷之宜。

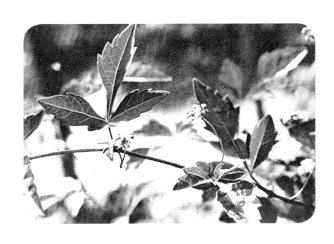

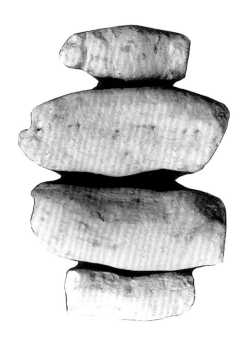

本品为葡萄科植物白蔹 *Ampelopsis japonica*（Thunb.）Makino 的干燥块根。春、秋二季采挖，除去泥沙和细根，切成纵瓣或斜片，晒干。

【性味与归经】苦，微寒。归心、胃经。

【功能与主治】清热解毒，消痈散结，敛疮生肌。用于痈疽发背，疔疮，瘰疬，烧烫伤。

【用法与用量】5～10g。外用适量，煎汤洗或研成极细粉，敷患处。

【注意】不宜与川乌、制川乌、草乌、制草乌、附子同用。

【贮藏】置通风干燥处，防蛀。

lǜ dòu
绿豆

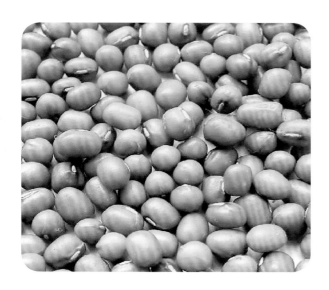

清热解毒又消暑，
暑热烦渴气短促。
煎取浓汁频频服，
利水消肿泻利除。
清解附子巴豆毒，
更解农药铅中毒。

本品为豆科植物绿豆 *Phaseo-lus radiatus* L. 的干燥种子。

【性味与归经】甘，寒；无毒。入心、胃经。

【功能与主治】清热解毒，消暑，利水。治暑热烦渴，水肿，泻利，丹毒，痈肿，解热药毒。

【用法与用量】25～50g。

【贮藏】置阴凉干燥处。

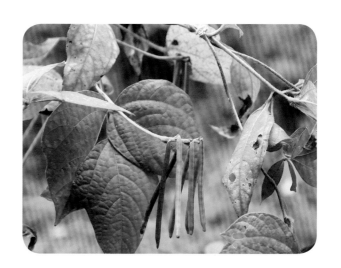

第四节　清热凉血药（5种）

shēng dì huáng
生 地 黄

清热凉血又养阴，
热入营血效尤珍。
温病吐血发斑疹，
热病伤阴又伤津。
烦渴舌绛伤心神，
骨蒸劳热能减轻。

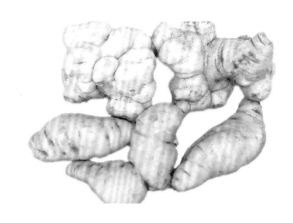

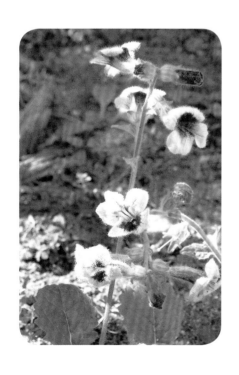

本品为玄参科植物地黄 *Rehmannia glutinosa* Libosch. 的新鲜或干燥块根。秋季采挖，除去芦头、须根及泥沙，鲜用；或将地黄缓缓烘焙至约八成干。前者习称"鲜地黄"，后者习称"生地黄"。

【性味与归经】鲜地黄：甘、苦，寒，归心、肝、肾经。生地黄：甘，寒，归心、肝、肾经。

【功能与主治】鲜地黄：清热生津，凉血，止血。用于热病伤阴，舌绛烦渴，温毒发斑，吐血，衄血，咽喉肿痛。

生地黄：清热凉血，养阴生津。用于热入营血，温毒发斑，吐血衄血，热病伤阴，舌绛烦渴，津伤便秘，阴虚发热，骨蒸劳热，内热消渴。

【用法与用量】鲜地黄：12～30g；生地黄：10～15g。

【贮藏】鲜地黄埋在沙土中，防冻；生地黄置通风干燥处，防霉，防蛀。

xuán   shēn
玄参

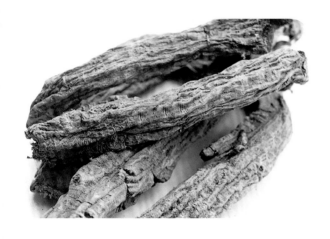

清热凉血解热毒，
热入营血邪气伏。
滋阴降火治阴伤，
骨蒸劳嗽气喘促。
解毒散结治瘰疬，
脾虚便溏不宜服。

本品为玄参科植物玄参 *Scrophularia ning-poensis* Hemsl. 的干燥根。冬季茎叶枯萎时采挖，除去根茎、幼芽、须根及泥沙，晒或烘至半干，堆放 3 ~ 6 天，反复数次至干燥。

【性味与归经】甘、苦、咸，微寒。归肺、胃、肾经。

【功能与主治】清热凉血，滋阴降火，解毒散结。用于热入营血，温毒发斑，热病伤阴，舌绛烦渴，津伤便秘，骨蒸劳嗽，目赤，咽痛，白喉，瘰疬，痈肿疮毒。

【用法与用量】9 ~ 15g。

【注意】不宜与藜芦同用。

【贮藏】置干燥处，防霉，防蛀。

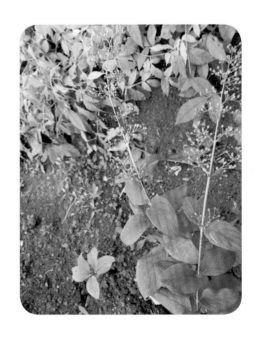

^{mǔ} ^{dān} ^{pí}
牡 丹 皮

清热凉血化瘀滞，
热入营血斑疹至。
温毒作祟吐衄起，
活血化瘀治经闭。
跌仆伤痛效可期，
孕妇慎用须牢记。

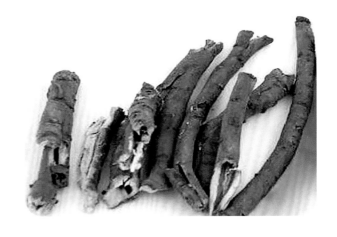

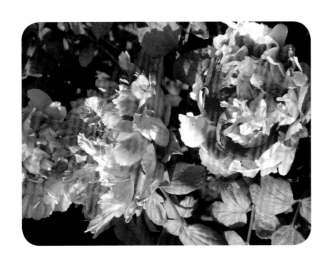

本品为毛茛科植物牡丹 *Paeonia suffruticosa* Andr. 的干燥根皮。秋季采挖根部，除去细根和泥沙，剥取根皮，晒干或刮去粗皮，除去木心，晒干。前者习称连丹皮，后者习称刮丹皮。

【性味与归经】苦、辛，微寒。归心、肝、肾经。

【功能与主治】清热凉血，活血化瘀。用于热入营血，温毒发斑，吐血衄血，夜热早凉，无汗骨蒸，经闭痛经，跌仆伤痛，痈肿疮毒。

【用法与用量】6～12g。

【注意】孕妇慎用。

【贮藏】置阴凉干燥处。

chì sháo
赤芍

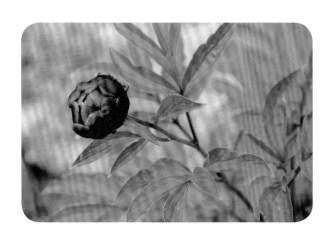

清热凉血退黄疸，
散瘀止痛消癥好。
热入营血易吐衄，
癥瘕瘀痛疗效高。
赤芍莫与藜芦见，
血虚寒凝不用它。

本品为毛茛科植物芍药 *Paeonia lactiflora* Pall. 或川赤芍 *Paeonia veitchii* Lynch 的干燥根。春、秋二季采挖，除去根茎、须根及泥沙，晒干。

【性味与归经】苦，微寒。归肝经。

【功能与主治】清热凉血，散瘀止痛。用于热入营血，温毒发斑，吐血衄血，目赤肿痛，肝郁胁痛，经闭痛经，癥瘕腹痛，跌仆损伤，痈肿疮疡。

【用法与用量】6～12g。

【注意】不宜与藜芦同用。

【贮藏】置通风干燥处。

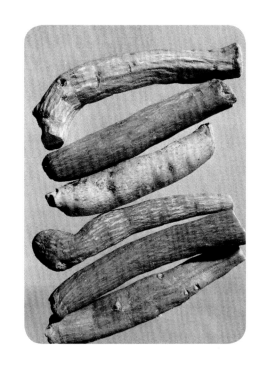

zǐ cǎo
—— 紫草 ——

清热凉血又解毒，
血热毒盛能制服。
湿疹疮疡及烫伤，
内服尚需加外敷。

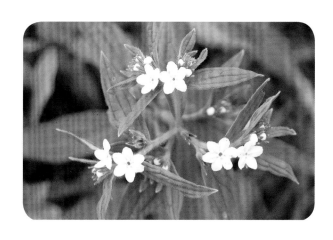

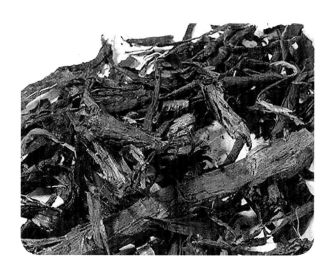

本品为紫草科植物新疆紫草 *Arnebia euchroma*（Royle）Johnst. 或内蒙紫草 *Arnebia guttata* Bunge 的干燥根。春、秋二季采挖，除去泥沙，干燥。

【性味与归经】甘、咸，寒。归心、肝经。

【功能与主治】清热凉血，活血解毒，透疹消斑。用于血热毒盛，斑疹紫黑，麻疹不透，疮疡，湿疹，水火烫伤。

【用法与用量】5～10g。外用适量，熬膏或用植物油浸泡涂擦。

【贮藏】置干燥处。

第五节 清虚热药（4种）

shuǐ niú jiǎo
水 牛 角

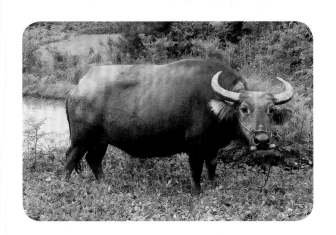

清热凉血且解毒，
定惊息风抗抽搐。
热入营血易吐衄，
高热神昏谵语多。
发斑发疹舌红绛，
犀牛水牛同一族。

本品为牛科动物水牛*Bubalus bubalis* Linnaeus 的角。取角后，水煮，除去角塞，干燥。

【性味与归经】苦，寒。归心、肝经。

【功能与主治】清热凉血，解毒，定惊。用于温病高热，神昏谵语，发斑发疹，吐血衄血，惊风，癫狂。

【用法与用量】15～30g，宜先煎3小时以上。

【贮藏】置干燥处，防霉。

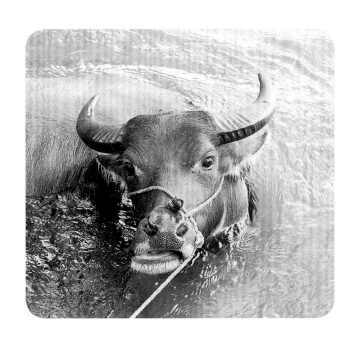

青蒿

qīng hāo

善清虚热除骨蒸，
鲜药捣汁抗疟灵。
抗疟成分青蒿素，
恶性疟疾能除清。
全球疟疾得控制，
诺贝尔奖呦呦领。
阴虚发热配鳖甲，
暑热劳热疗效明。

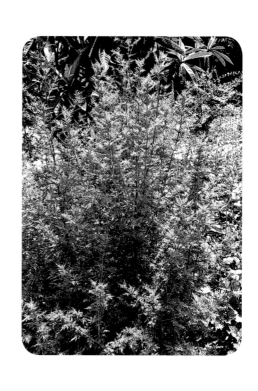

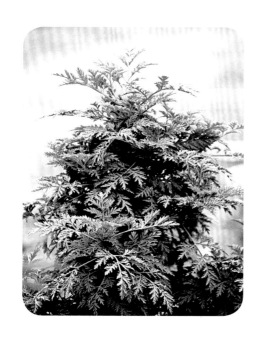

　　本品为菊科植物黄花蒿 *Artemisia annua* L. 的干燥地上部分。秋季花盛开时采割，除去老茎，阴干。

【性味与归经】苦、辛，寒。归肝、胆经。

【功能与主治】清虚热，除骨蒸，解暑热，截疟，退黄。用于温邪伤阴，夜热早凉，阴虚发热，骨蒸劳热，暑邪发热，疟疾寒热，湿热黄疸。

【用法与用量】6 ~ 12g，后下。

【贮藏】置阴凉干燥处。

yín chái hú

银柴胡

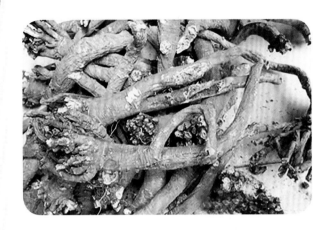

清虚热与除疳热，
阴虚发热与劳热。
小儿疳积易发热，
内伤发热辨证用，
外感发热不适宜。

本品为石竹科植物银柴胡 *Stellaria dichotoma* L. var. lanceolata Bge. 的干燥根。春、夏间植株萌发或秋后茎叶枯萎时采挖；栽培品于种植后第3年9月中旬或第4年4月中旬采挖，除去残茎、须根及泥沙，晒干。

【性味与归经】甘，微寒。归肝、胃经。

【功能与主治】清虚热，除疳热。用于阴虚发热，骨蒸劳热，小儿疳热。

【用法与用量】3～10g。

【贮藏】置通风干燥处，防蛀。

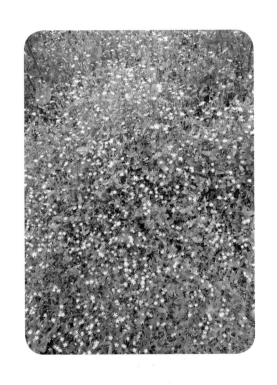

胡黄连

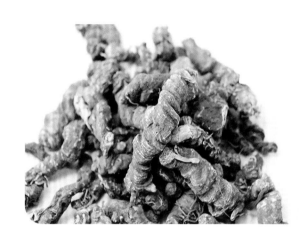

玄参科有胡黄连，
清退虚热除疳热。
骨蒸潮热颇适宜，
小儿疳热效尤良。
毛茛科有川黄连，
清热燥湿解毒强。

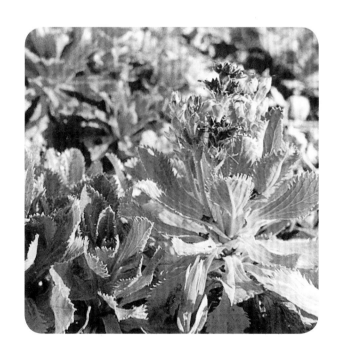

本品为玄参科植物胡黄连 *Picrorhiza scrophulariiflora* Pennell 的干燥根茎。秋季采挖，除去须根和泥沙，晒干。

【性味与归经】苦，寒。归肝、胃、大肠经。

【功能与主治】退虚热，除疳热，清湿热。用于骨蒸潮热，小儿疳热，湿热泻痢，黄疸尿赤，痔疮肿痛。

【用法与用量】3～10g。

【贮藏】置干燥处。

第三章

泻下药
（4种）

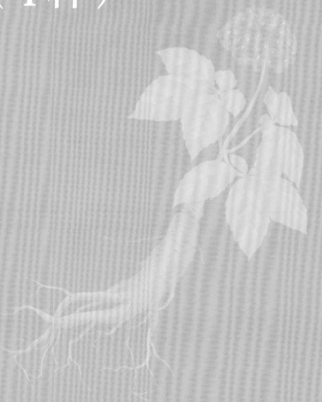

第一节 攻下药（3种）

dà huáng
大黄

泻下攻积去积滞，实热积滞与便秘。

清热泻火又解毒，肠痈腹痛效神奇。

逐瘀通经治经闭，产后瘀阻效可期。

荡涤胃肠力量强，胃寒经期要禁忌。

大黄不是减肥药，肝功易损应牢记。

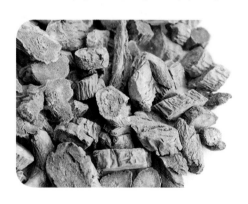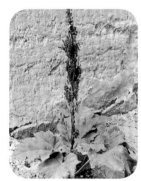

　　本品为蓼科植物掌叶大黄 *Rheum palmatum* L.、唐古特大黄 *Rheum tanguticum* Maxim. ex Balf. 或药用大黄 *Rheum officinale* Baill. 的干燥根和根茎。秋末茎叶枯萎或次春发芽前采挖，除去细根，刮去外皮，切瓣或段，绳穿成串干燥，或直接干燥。

【性味与归经】苦，寒。归脾、胃、大肠、肝、心包经。

【功能与主治】泻下攻积，清热泻火，凉血解毒，逐瘀通经，利湿退黄。用于实热积滞便秘，血热吐衄，目赤咽肿，痈肿疔疮，肠痈腹痛，瘀血经闭，产后瘀阻，跌打损伤，湿热痢疾，黄疸尿赤，淋证，水肿；外治烧烫伤。酒大黄善清上焦血分热毒。用于目赤咽肿，齿龈肿痛。熟大黄泻下力缓，泻火解毒，用于火毒疮疡。大黄炭凉血化瘀止血，用于血热有瘀出血症。

【用法与用量】3 ~ 15g；用于泻下不宜久煎。外用适量，研末敷于患处。

【注意】孕妇及月经期、哺乳期慎用。

【贮藏】置通风干燥处，防蛀。

番泻叶
fān xiè yè

泻热行滞通便捷，
泻下作用有专长。
善治热结伴积滞，
久服易致正气伤。
二至六克效灵验，
经期孕妇不适宜。

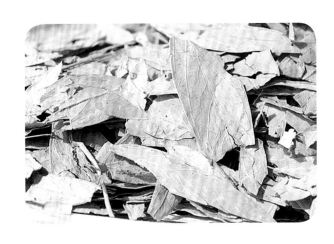

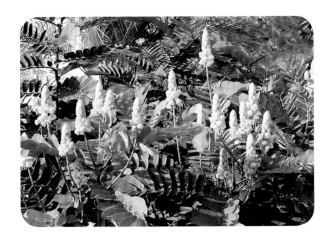

本品为豆科植物狭叶番泻 *Cassia angustifolia* Vahl 或尖叶番泻 *Cassia acutifolia* Delile 的干燥小叶。

【性味与归经】甘、苦，寒。归大肠经。

【功能与主治】泻热行滞，通便，利水。用于热结积滞，便秘腹痛，水肿胀满。

【用法与用量】2～6g，后下，或开水泡服。

【注意】孕妇慎用。

【贮藏】避光，置通风干燥处。

lú huì

芦荟

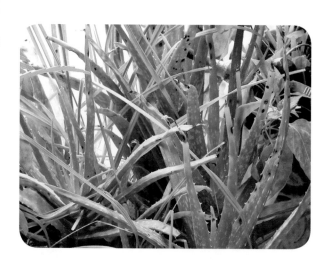

泻下通便清肝火，
热结便秘火气除。
杀虫疗疳治腹痛，
小儿疳积服之舒。

本品为百合科植物库拉素芦荟 *Aloe barbadensis* Miller、好望角芦荟 *Aloe ferox* Miller 或其他同属近缘植物叶的汁液浓缩干燥物。前者习称"老芦荟"，后者习称"新芦荟"。

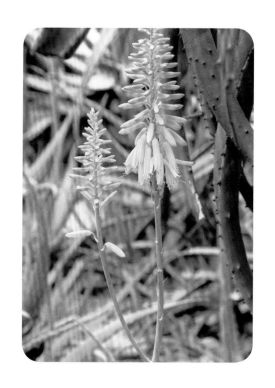

【性味与归经】苦，寒。归肝、胃、大肠经。

【功能与主治】泻下通便，清肝泻火，杀虫疗疳。用于热结便秘，惊痫抽搐，小儿疳积；外治癣疮。

【用法与用量】2～5g，宜入丸散。外用适量，研末敷患处。

【注意】孕妇慎用。

【贮藏】置阴凉干燥处。

第二节 润下药（1种）

huǒ má rén
火麻仁

麻仁甘平质滋润，
润肠通便功单纯。
津血亏虚致便秘，
老人产妇排便顺。

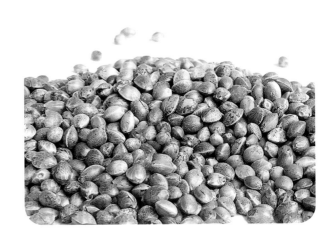

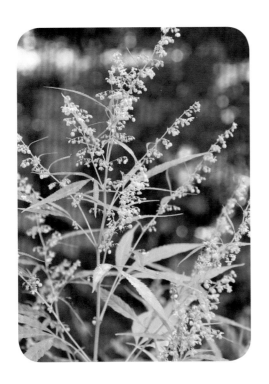

本品为桑科植物大麻 *Cannabis sativa* L. 的干燥成熟种子。秋季果实成熟时采收，除去杂质，晒干。

【性味与归经】甘，平。归脾、胃、大肠经。

【功能与主治】润肠通便。用于血虚津亏，肠燥便秘。

【用法与用量】10 ～ 15g。

【贮藏】置阴凉干燥处，防热，防蛀。

第四章

祛风湿药
（12种）

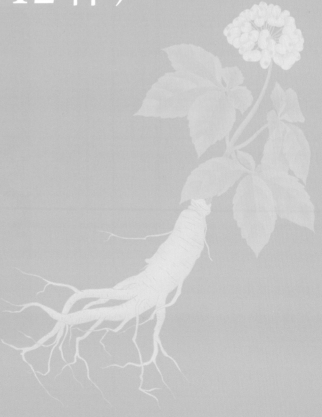

第一节　祛风寒湿药（4种）

dú huó
独活

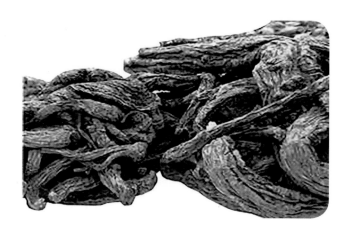

祛风除湿去痹痛，
风寒湿痹易见功。
肩背酸痛配羌活，
腰膝腿痛效更宏。

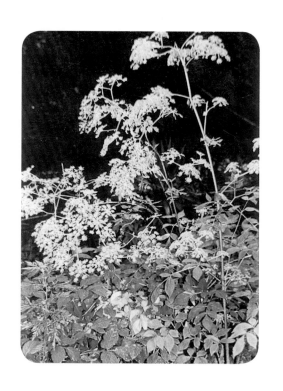

本品为伞形科植物重齿毛当归 *Angelica pubescens* Maxim. f. *biserrata* Shan et Yuan 的干燥根。春初苗刚发芽或秋末茎叶枯萎时采挖，除去须根和泥沙，烘至半干，堆置 2 ～ 3 天，发软后再烘至全干。

【性味与归经】辛、苦，微温。归肾、膀胱经。

【功能与主治】祛风除湿，通痹痛。用于风寒湿痹，腰膝疼痛，少阴伏风头痛，风寒夹湿头痛。

【用法与用量】3 ～ 10g。

【贮藏】置干燥处，防霉，防蛀。

wēi líng xiān
威灵仙

祛风通络利关节，
药力威猛效灵验。
痹痛麻木效尤良，
鱼骨鲠喉用醋煎。

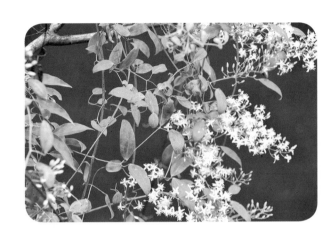

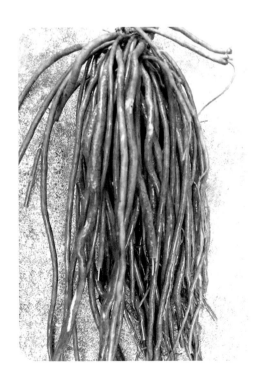

本品为毛茛科植物威灵仙 *Clematis cjinensis* Osbeck、棉团铁线莲 *Clematis hexapetala* Pall. 或东北铁线莲 *Clematis manshurica* Rupr. 的干燥根和根茎。秋季采挖，除去泥沙，晒干。

【性味与归经】辛、咸，温。归膀胱经。

【功能与主治】祛风湿，通经络。用于风湿痹痛，肢体麻木，筋脉拘挛，屈伸不利。

【用法与用量】6 ~ 10g。

【贮藏】置干燥处。

mù guā
木 瓜

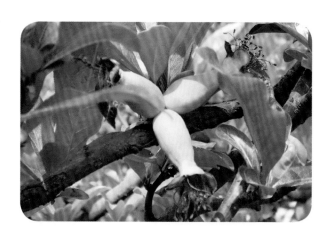

舒筋活络治湿痹，
筋脉拘挛缓挛急。
和胃化湿治吐泻，
腹痛转筋可平息。

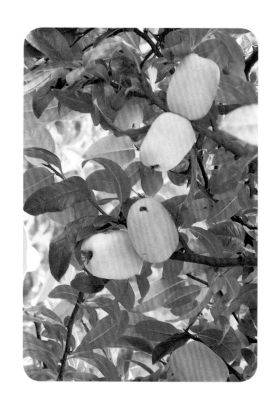

本品为蔷薇科植物贴梗海棠 *Chaenomeles speciose*（Sweet）Nakai 的干燥近成熟果实。夏、秋二季果实绿黄时采收，置沸水中烫至外皮灰白色，对半纵剖，晒干。

【性味与归经】酸，温。归肝、脾经。

【功能与主治】舒筋活络，和胃化湿。用于湿痹拘挛，腰膝关节酸重疼痛，暑湿吐泻，转筋挛痛，脚气水肿。

【用法与用量】6～9g。

【贮藏】置阴凉干燥处，防潮，防蛀。

青风藤
qīng fēng téng

祛风除湿通经络，
风湿麻木渐知觉。
利水消肿治痛风，
关节肿胀随之爽。

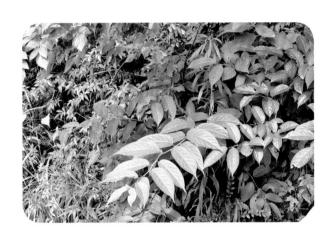

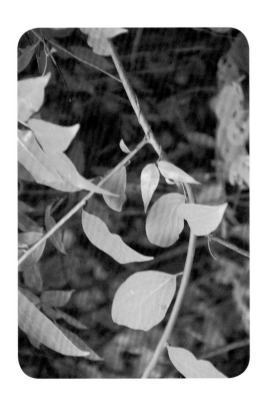

　　本品为防己科植物青藤 *Sinomenium acutum*（Thunb.）Rehd. et Wils. 和毛青藤 *Sinomenium acutum*（Thunb.）Rehd. et Wils. var. cinereum Rehd. et Wils. 的干燥藤茎。秋末冬初采割，扎把或切长段，晒干。

【性味与归经】苦、辛，平。归肝、脾经。

【功能与主治】祛风湿，通经络，利小便。用于风湿痹痛，关节肿胀，麻痹瘙痒。

【用法与用量】6～12g。

【贮藏】置干燥处。

第二节 祛风湿热药（5种）

fáng jǐ
防 己

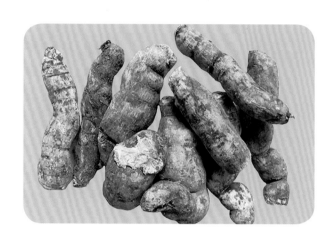

祛风止痛又清热，
关节红肿痛且烈。
利水消肿治脚肿，
防己黄芪服之宜。
汉防己与广防己，
后者肾毒毒性强，
马兜铃酸避之宜。

本品为防己科植物粉防己 *Stephania tetrandra* S. Moore 的干燥根。秋季采挖，洗净，除去粗皮，晒至半干，切段，个大者再纵切，干燥。

【性味与归经】苦，寒。归膀胱、肺经。

【功能与主治】祛风止痛，利水消肿。用于风湿痹痛，水肿脚气，小便不利，湿疹疮毒。

【用法与用量】5～10g。

【贮藏】置干燥处，防霉，防蛀。

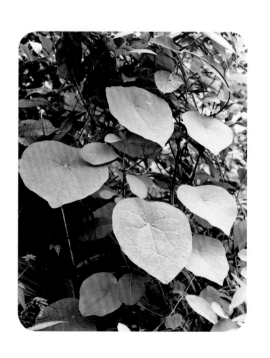

精彩诗图话中药
JINGCAI SHITU HUA ZHONGYAO

丝瓜络

sī guā luò

人体经络难以见，
丝瓜老了络相连。
祛风通络又活血，
痹痛拘挛效灵验。

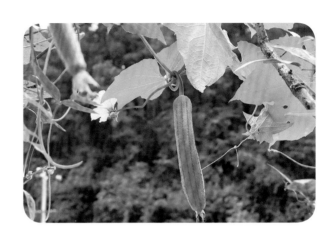

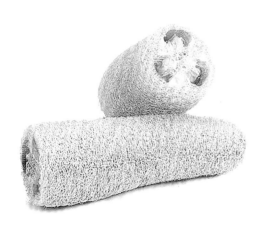

本品为葫芦科植物丝瓜 *Luffa cylindrica*（L.）Roem. 的干燥成熟果实的维管束。夏、秋二季果实成熟、果皮变黄、内部干枯时采摘，除去外皮和果肉，洗净，晒干，除去种子。

【性味与归经】甘，平。归肺、胃、肝经。

【功能与主治】祛风，通络，活血，下乳。用于痹痛拘挛，胸胁胀痛，乳汁不通，乳痈肿痛。

【用法与用量】5～12g。

【贮藏】置干燥处。

xú cháng qīng
徐长卿

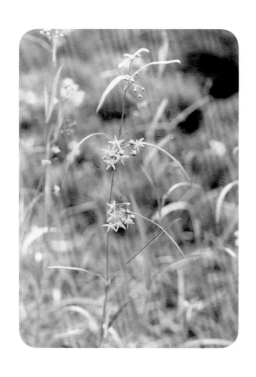

祛风除湿善止痛，
风湿痹痛有专功。
头痛牙痛诸疼痛，
皮肤瘙痒功独崇。
风疹湿疹及皮疹，
内服外洗易建功。

本品为萝藦科植物徐长卿 *Cynanchum paniculatum*（Bge.）Kitag. 的干燥根和根茎。秋季采挖，除去杂质，阴干。

【性味与归经】辛，温。归肝、胃经。

【功能与主治】祛风，化湿，止痛，止痒。用于风湿痹痛，胃痛胀满，牙痛，腰痛，跌仆伤痛，风疹、湿疹。

【用法与用量】3 ~ 12g，后下。

【贮藏】置阴凉干燥处。

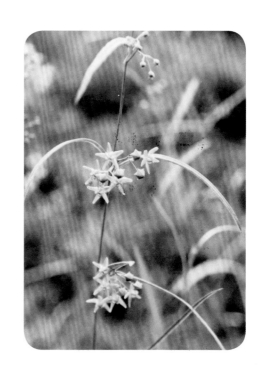

穿山龙

祛风除湿治痹疼，
关节肿痛易见功。
舒筋通络血脉通，
肢体麻木腰腿痛。
止咳平喘又化痰，
支气管炎易建功。

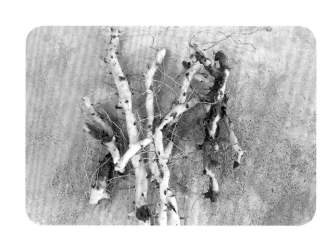

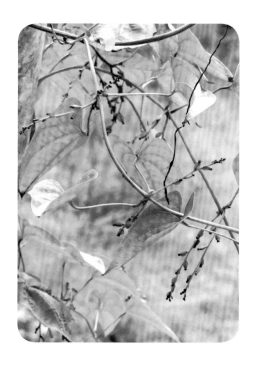

　　本品为薯蓣科植物穿龙薯蓣 *Dioscorea nipponica* Makino 的干燥根茎。春、秋二季采挖，洗净，除去须根和外皮，晒干。

【性味与归经】甘、苦，温。归肝、肾、肺经。

【功能与主治】祛风除湿，舒筋通络，活血止痛，止咳平喘。用于风湿痹病，关节肿胀，疼痛麻木，跌仆损伤，闪腰岔气，咳嗽气喘。

【用法与用量】9～15g；也可制成酒剂用。

【注意】粉碎加工时，注意防护，以免发生过敏反应。

【贮藏】置于干燥处。

qín jiāo

秦艽

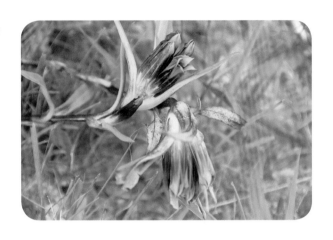

祛风除湿止痹痛，
风湿痹痛及中风。
半身不遂且拘挛，
筋脉骨节常疼痛。
湿热黄疸疗效好，
小儿疳积配合用，
骨蒸潮热渐无踪。

本品为龙胆科植物秦艽 *Gentiana macrophylla* Pall.、麻花秦艽 *Gentiana straminea* Maxim.、粗茎秦艽 *Gentiana crassicaulis* Duthie ex Burk. 或小秦艽 *Gentiana dahurica* Fisch. 的干燥根。前三种按性状不同分别习称"秦艽"和"麻花艽"，后一种习称"小秦艽"。春、秋二季采挖，除去泥沙；秦艽和麻花艽晒软，堆置"发汗"至表面呈红黄色或灰黄色时，摊开晒干，或不经"发汗"直接晒干；小秦艽趁鲜时搓去黑皮，晒干。

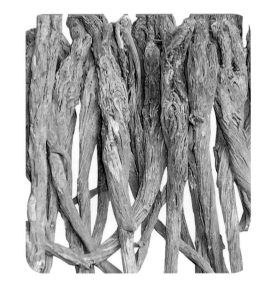

【性味与归经】辛、苦，平。归胃、肝、胆经。

【功能与主治】祛风湿，清湿热，止痹痛，退虚热。用于风湿痹痛，中风半身不遂，筋脉拘挛，骨节酸痛，湿热黄疸，骨蒸潮热，小儿疳积发热。

【用法与用量】3 ~ 10g。

【贮藏】置通风干燥处。

第三节　祛风湿强筋骨药（3种）

sāng jì shēng 桑寄生

祛风除湿治痹痛，
补益肝肾筋骨壮。
胎元不固防胎动，
扶正祛邪效更宏。

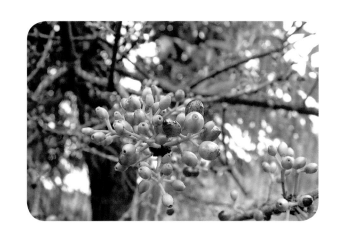

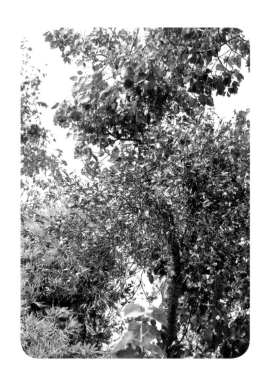

本品为桑寄生科植物桑寄生 *Taxillus chinensis*（DC.）Danser 的干燥带叶茎枝。冬季至次春采割，除去粗茎，切段，干燥，或蒸后干燥。

【性味与归经】苦、甘，平。归肝、肾经。

【功能与主治】祛风湿，补肝肾，强筋骨，安胎元。用于风湿痹痛，腰膝酸软，筋骨无力，崩漏经多，妊娠漏血，胎动不安，头晕目眩。

【用法与用量】9～15g。

【贮藏】置干燥处，防蛀。

^{wǔ jiā pí}
五加皮

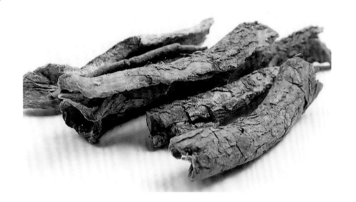

祛风除湿补肝肾，
祛邪扶正效倍增。
筋骨痿软难屈伸，
体虚久痹保护神。

本品为五加科植物细柱五加 *Acant-hopanax gracilistylus* W. W. Smith 的干燥根皮。夏、秋二季采挖根部，洗净，剥取根皮，晒干。

【性味与归经】辛、苦，温。归肝、肾经。

【功能与主治】祛风除湿，补益肝肾，强筋壮骨，利水消肿。用于风湿痹病，筋骨痿软，小儿行迟，体虚乏力，水肿，脚气。

【用法与用量】5～10g。

【贮藏】置干燥处，防霉，防蛀。

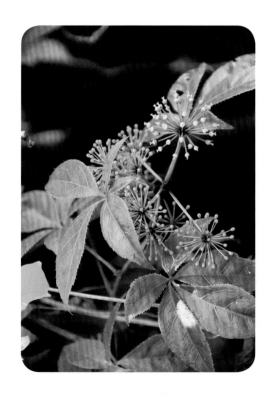

狗 脊

gǒu jǐ

祛风除湿补肝肾，
强筋壮骨痹痛尽。
腰膝痿软肢无力，
遗尿尿频服之瘥。

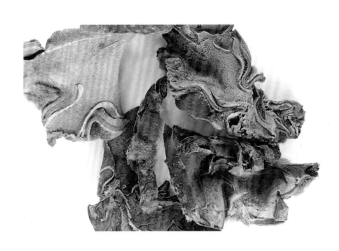

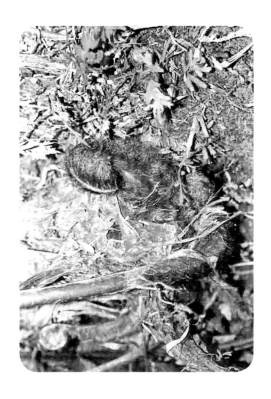

本品为蚌壳蕨科植物金毛狗脊 *Cibotium barometz*（L.）J. Sm. 的干燥根茎。秋、冬二季采挖，除去泥沙，干燥；或去硬根、叶柄及金黄色绒毛，切厚片，干燥，为"生狗脊片"；蒸后晒至六七成干，切厚片，干燥，为"熟狗脊片"。

【性味与归经】苦、甘，温。归肝、肾经。

【功能与主治】祛风湿，补肝肾，强腰膝。用于风湿痹痛，腰膝酸软，下肢无力。

【用法与用量】6 ~ 12g。

【贮藏】置通风干燥处，防潮。

第五章

化湿药
（6种）

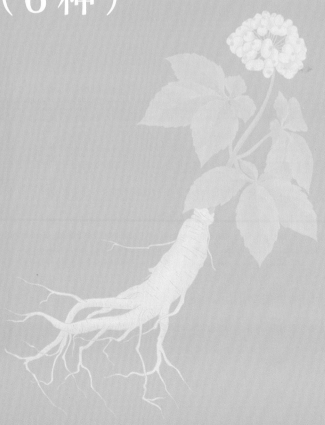

guǎng huò xiāng

广藿香

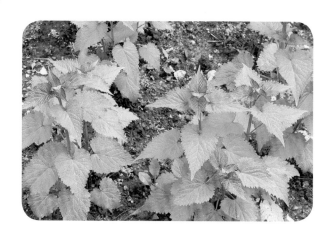

芳香化湿脾胃舒，
解暑发表止呕吐。
暑天外感且受凉，
配上佩兰功效殊。
暑湿感冒胃肠炎，
藿香正气服之瘥。

本品为唇形科植物广藿香 *Pogostemon cablin*（Blanco）Benth. 的干燥地上部分。枝叶茂盛时采割，日晒夜闷，反复至干。

【性味与归经】辛，微温。归脾、胃、肺经。

【功能与主治】芳香化湿，和中止呕，发表解暑。用于湿浊中阻，脘痞呕吐，暑湿表证，湿温初起，发热倦怠，胸闷不舒，寒湿闭暑，腹痛吐泻，鼻渊头痛。

【用法与用量】3～10g。

【贮藏】置阴凉干燥处，防潮。

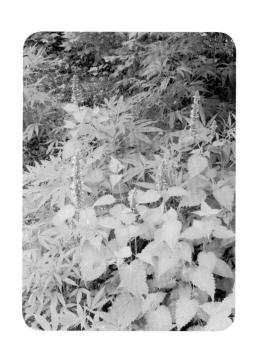

pèi　lán
佩 兰

芳香化湿脘痞舒，
醒脾开胃口臭除。
发表解暑湿温驱，
发热倦怠胸闷去。
佩兰鲜干均入药，
鲜品佩兰效更殊。

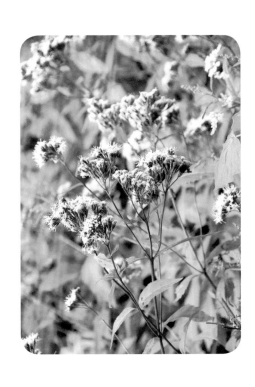

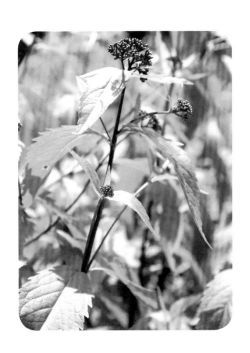

　　本品为菊科植物佩兰 *Eupatorium fortunei* Turcz. 的干燥地上部分。夏、秋二季分两次采割，除去杂质，晒干。

【性味与归经】辛，平。归脾、胃、肺经。

【功能与主治】芳香化湿，醒脾开胃，发表解暑。用于湿浊中阻，脘痞呕恶，口中甜腻，口臭，多涎，暑湿表证，湿温初起，发热倦怠，胸闷不舒。

【用法与用量】3 ~ 10g。

【贮藏】置阴凉干燥处。

cāng zhú

苍术

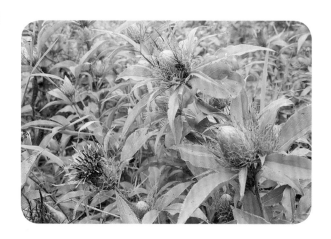

燥湿健脾脘腹舒，
祛风散寒湿邪除。
辛香燥烈去表邪，
风寒夹湿感冒愈。
明目能治夜盲症，
眼目昏涩渐离去。

本品为菊科植物茅苍术 *Atractylodes lancea*（Thunb.）DC. 或北苍术 *Atractylodes chinensis*（DC.）Koidz. 的干燥根茎。春、秋二季采挖，除去泥沙，晒干，撞去须根。

【性味与归经】辛、苦，温。归脾、胃、肝经。

【功能与主治】燥湿健脾，祛风散寒，明目。用于湿阻中焦，脘腹胀满，泄泻，水肿，脚气痿躄，风湿痹痛，风寒感冒，夜盲，眼目昏涩。

【用法与用量】3～9g。

【贮藏】置阴凉干燥处。

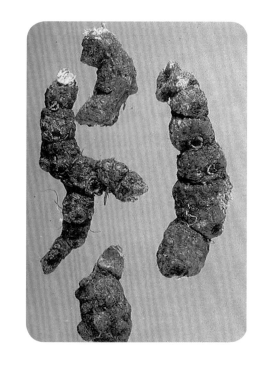

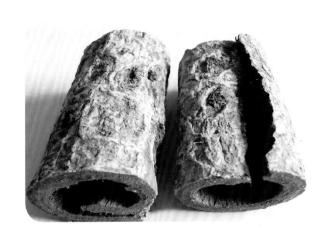

厚朴

_{hòu　pò}

燥湿行气痞满舒，
消积导滞便秘除。
消痰平喘治痰喘，
降逆开郁气自舒。
痰气互结梅核气，
半夏厚朴汤能驱。

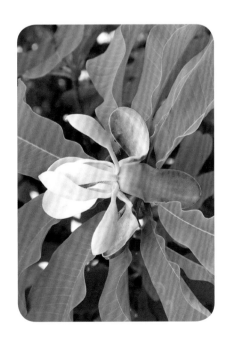

本品为木兰科植物厚朴 *Magnotia offi-cinalis* Rehd. et Wils. 或凹叶厚朴 *Magnotia offi-cinalis* Rehd. et Wils. var. *biloba* Rehd. et Wils. 的干燥干皮、根皮及枝皮。4～6月剥取，根皮和枝皮直接阴干；干皮置沸水中微煮后，堆置阴湿处，"发汗"至内表面变紫褐色或棕褐色时，蒸软，取出，卷成筒状，干燥。

【性味与归经】苦、辛，温。归脾、胃、肺、大肠经。

【功能与主治】燥湿消痰，下气除满。用于湿滞伤中，脘痞吐泻，食积气滞，腹胀便秘，痰饮喘咳。

【用法与用量】3～10g。

【贮藏】置通风干燥处。

101

shā rén
砂仁

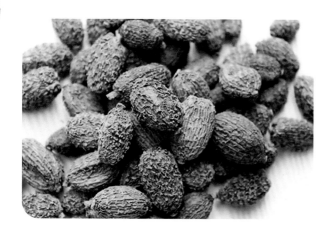

芳香化湿开胃强，
脘痞不饥效尤良。
温中止泻治泄泻，
理气安胎美名扬。
妊娠恶阻易见效，
酒后不适服之宜。

本品为姜科植物阳春砂 *Amomum villosum* Lour.、绿壳砂 *Amomum villosum* Lour. var. *xanthioides* T. L. Wu et Senjen 或海南砂 *Amomum longiligulare* T. L. Wu 的干燥成熟果实。夏、秋二季果实成熟时采收，晒干或低温干燥。

【性味与归经】辛，温。归脾、胃、肾经。

【功能与主治】化湿开胃，温脾止泻，理气安胎。用于湿浊中阻，脘痞不饥，脾胃虚寒，呕吐泄泻，妊娠恶阻，胎动不安。

【用法与用量】3～6g，后下。

【贮藏】置阴凉干燥处。

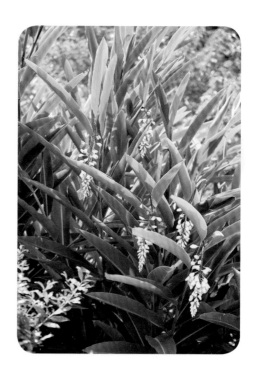

豆蔻

豆蔻年华真美好，
化湿行气功效高。
温中止呕又开胃，
醒脾消食胃口好。

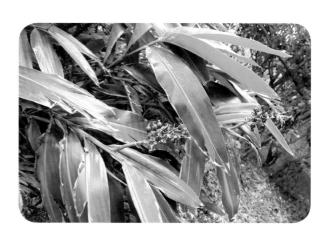

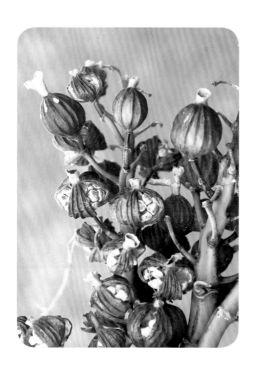

本品为姜科植物白豆蔻 *Amomum kravanh* Pierre ex Gagnep. 或爪哇白豆蔻 *Amomum compactum* Soland ex Maton 的干燥成熟果实。按产地不同分为"原豆蔻"和"印尼白蔻"。

【性味与归经】辛，温。归肺、脾、胃经。

【功能与主治】化湿行气，温中止呕，开胃消食。用于湿浊中阻，不思饮食，湿温初起，胸闷不饥，寒湿呕逆，胸腹胀痛，食积不消。

【用法与用量】3～6g，后下。

【贮藏】密闭，置阴凉干燥处，防蛀。

第六章

利水渗湿药
（17种）

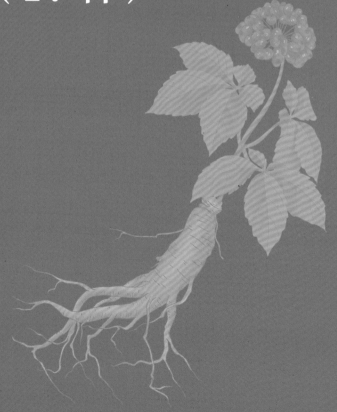

第一节 利水消肿药（6种）

茯苓
fú líng

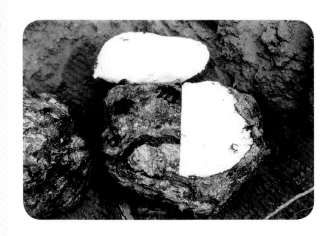

利水渗湿能健脾，
水肿尿少善调理。
宁心安神治心悸，
惊悸失眠效可期。

本品为多孔菌科真菌茯苓 *Poria cocos*（Schw.）Wolf 的干燥菌核。多于 7～9 月采挖，挖出后除去泥沙，堆置"发汗"后，摊开晾至表面干燥，再"发汗"，反复数次至现皱纹、内部水分大部散失后，阴干，称为"茯苓个"；或将鲜茯苓按不同部位切制，阴干，分别称为"茯苓块"和"茯苓片"。

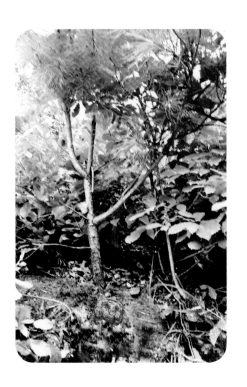

【性味与归经】甘、淡，平。归心、肺、脾、肾经。

【功能与主治】利水渗湿，健脾，宁心。用于水肿尿少，痰饮眩悸，脾虚食少，便溏泄泻，心神不安，惊悸失眠。

【用法与用量】10～15g。

【贮藏】置干燥处，防潮。

薏苡仁

yì yǐ rén

利水渗湿消水肿，
健脾止泻效中庸。
舒筋利脉能除痹，
解毒排脓能消痈。
各种肿瘤配合用，
煮粥常吃保安康。

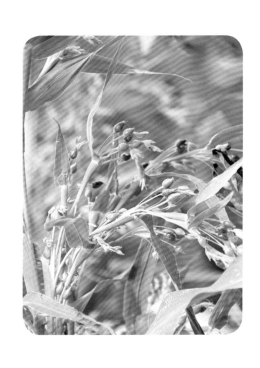

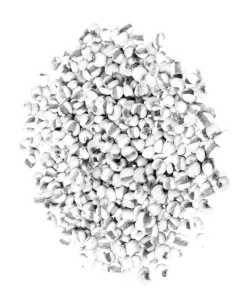

本品为禾本科植物薏苡 *Coix lacrymajobi* L. var. *ma-yuen*（Roman.）Stapf 的干燥成熟种仁。秋季果实成熟时采割植株，晒干，打下果实，再晒干，除去外壳、黄褐色种皮和杂质，收集种仁。

【性味与归经】甘、淡，凉。归脾、胃、肺经。

【功能与主治】利水渗湿，健脾止泻，除痹，排脓，解毒散结。用于水肿，脚气，小便不利，脾虚泄泻，湿痹拘挛，肺痈，肠痈，赘疣，癌肿。

【用法与用量】9～30g。

【注意】孕妇慎用。

【贮藏】置通风干燥处，防蛀。

zhū líng

猪苓

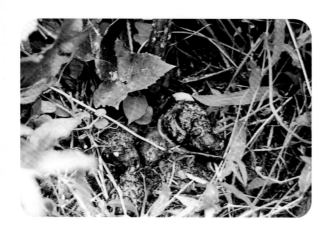

利水渗湿治水肿，

各种水肿配合用。

脾虚水肿四苓散，

水热互结猪苓汤。

本品为多孔菌科真菌猪苓
Polyporus umbellatus（Pers.）Fries
的干燥菌核。春、秋二季采挖，
除去泥沙，干燥。

【性味与归经】甘、淡，平。归
肾、膀胱经。

【功能与主治】利水渗湿。用于小
便不利，水肿，泄泻，淋浊，带下。

【用法与用量】6～12g。

【贮藏】置通风干燥处。

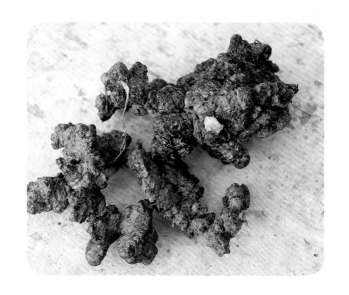

108

zé xiè

泽泻

利水渗湿泄热好，
化浊降脂疗效高。
痰饮眩晕泽泻汤，
热淋涩痛服之消。

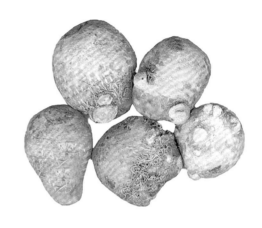

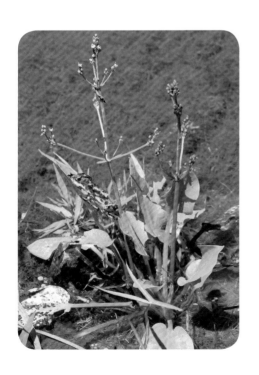

本品为泽泻科植物泽泻 *Alisma orientalis*（Sam.）Juzep. 的干燥块茎。冬季茎叶开始枯萎时采挖，洗净，干燥，除去须根和粗皮。

【性味与归经】甘、淡，寒。归肾、膀胱经。

【功能与主治】利水渗湿，泄热，化浊降脂。用于小便不利，水肿胀满，泄泻尿少，痰饮眩晕，热淋涩痛，高脂血症。

【用法与用量】6 ~ 10g。

【贮藏】置干燥处，防蛀。

zhǐ jǔ zǐ

枳椇子

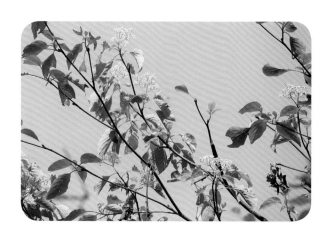

解酒名药枳椇子，
千杯不醉骗白痴。
利尿有助解酒毒，
胸膈烦热速服之。
解酒亚于熊胆粉，
协同增效配伍施。

本品为鼠李科枳椇属植物北枳椇 *Hovenia dulcis* Thunnb.、枳椇 *Hovenia acerba* Lindl. 和毛果枳椇 Chun et Tsiang 的成熟种子。

【性味与归经】甘，平。入胃经。

【功能与主治】解酒毒，止渴除烦，止呕，利大小便。用于醉酒，烦渴，呕吐，二便不利。

【用法与用量】6～15g。

【贮藏】置阴凉干燥处。

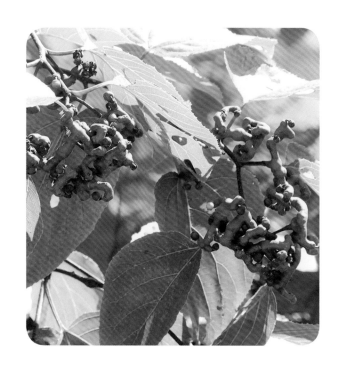

玉米须

yù mǐ xū

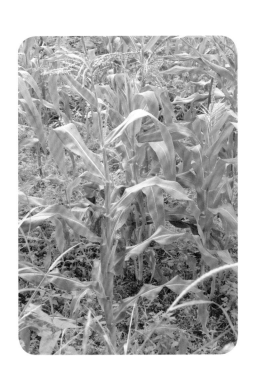

玉米花柱玉米须，
甘淡渗湿水下趋。
利水消肿治水肿，
清肝利胆黄疸除。

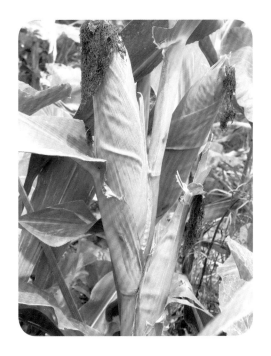

　　本品为禾本科植物玉蜀黍 *Zea mays* L. 的花柱和柱头。

【性味与归经】甘、淡，平。归膀胱、肝、胆经。

【功能与主治】利尿消肿，清肝利胆。水肿，小便淋沥，黄疸，乳汁不通。

【用法与用量】30 ~ 60g。

【贮藏】置阴凉干燥处。

第二节　利尿通淋药（7种）

车前子
chē qián zǐ

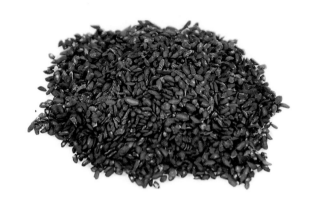

清热利尿且通淋，
湿热清利尿畅行。
暑湿泄泻能止泻，
目赤肿痛消之灵。

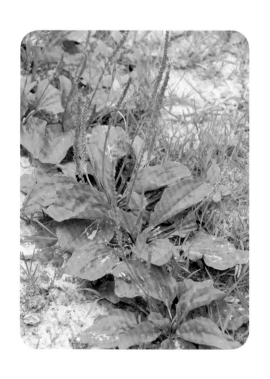

　　本品为车前科植物车前 *Plantago asiatica* L. 或平车前 *Plantago depressa* Willd. 的干燥成熟种子。夏、秋二季种子成熟时采收果穗，晒干，搓出种子，除去杂质。

【性味与归经】甘，寒。归肝、肾、肺、小肠经。

【功能与主治】清热利尿通淋，渗湿止泻，明目，祛痰。用于热淋涩痛，水肿胀满，暑湿泄泻，目赤肿痛，痰热咳嗽。

【用法与用量】9~15g，包煎。

【贮藏】置通风干燥处，防潮。

滑石

huá　*shí*

利尿通淋清暑热，
善治湿热膀胱炎。
暑湿烦渴尿不畅，
配上甘草更灵验。
祛湿敛疮为外用，
湿疹痱子有专长。
滑石石棉共生矿，
久用增加癌风险。

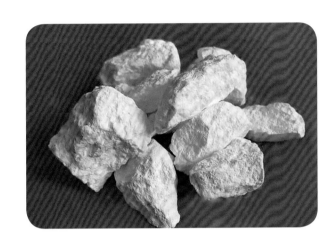

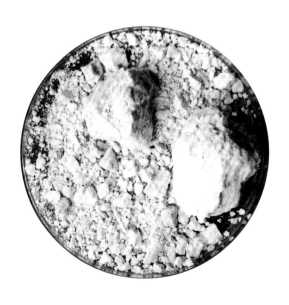

本品为硅酸盐类矿物滑石族滑石，主含含水硅酸镁〔$Mg_3(Si_4O_{10})(OH)_2$〕。采挖后，除去泥沙和杂石。

【性味与归经】甘、淡，寒。归膀胱、肺、胃经。

【功能与主治】利尿通淋，清热解暑；外用祛湿敛疮。用于热淋，石淋，尿热涩痛，暑湿烦渴，湿热水泻；外治湿疹，湿疮，痱子。

【用法与用量】10～20g，先煎。外用适量。

【贮藏】置干燥处。

tōng cǎo

通草

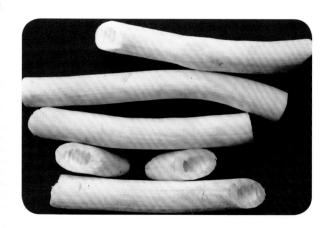

清热利尿治淋证，
小便淋沥心不宁。
热淋血淋及沙淋，
配上石韦效更灵。
通气下乳治少乳，
胃气畅通乳汁临。

本品为五加科植物通脱木 *Tetrapanax papyrfer*（Hook.）K. Koch 的干燥茎髓。秋季割取茎，截成段，趁鲜取出髓部，理直，晒干。

【性味与归经】甘、淡、微寒。归肺、胃经。

【功能与主治】清热利尿，通气下乳。用于湿热淋证，水肿尿少，乳汁不下。

【用法与用量】3～5g。

【注意】孕妇慎用。

【贮藏】置干燥处。

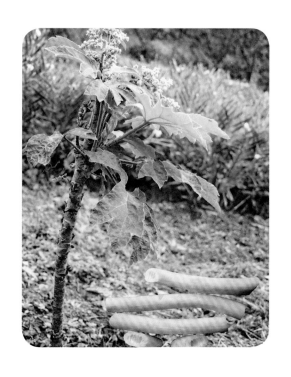

萹蓄
biān xù

利尿通淋治淋证，
尿道涩疼无踪影。
燥湿止痒治湿疹，
湿疹阴痒效更灵。

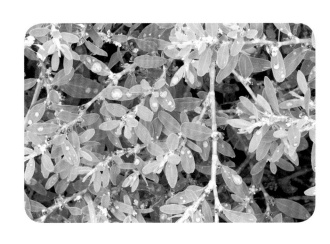

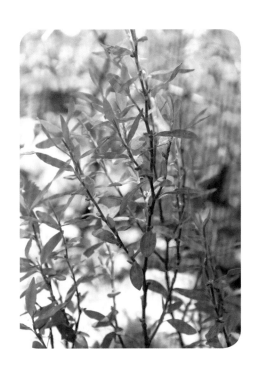

本品为蓼科植物萹蓄 *Polygonum aviculare* L. 的干燥地上部分。夏季叶茂盛时采收，除去根和杂质，晒干。

【性味与归经】苦，微寒。归膀胱经。

【功能与主治】利尿通淋，杀虫，止痒。用于热淋涩痛，小便短赤，虫积腹痛，皮肤湿疹，阴痒带下。

【用法与用量】9～15g。

【贮藏】置阴凉干燥处。

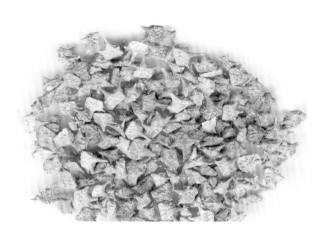

清热利湿治热淋，
尿频尿急随之停。
祛风止痒治阴痒，
风疹湿疹服之隐。

本品为藜科植物地肤 *Kochia scoparia*（L.）Schrad. 的干燥成熟果实。秋季果实成熟时采收植株，晒干，打下果实，除去杂质。

【性味与归经】辛、苦，寒。归肾、膀胱经。

【功能与主治】清热利湿，祛风止痒。用于小便涩痛，阴痒带下，风疹，湿疹，皮肤瘙痒。

【用法与用量】9～15g。外用适量，煎汤熏洗。

【贮藏】置通风干燥处，防蛀。

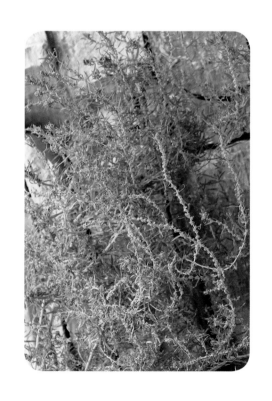

精彩诗图话中药
JINGCAI SHITU HUA ZHONGYAO

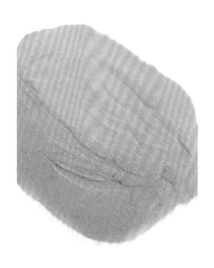

海 金 沙
hǎi jīn shā

清热利湿又通淋，
尿道涩痛尿淋沥。
西医淋病淋球菌，
中医淋证有五淋。
淋证淋病两种病，
青红皂白要分清。

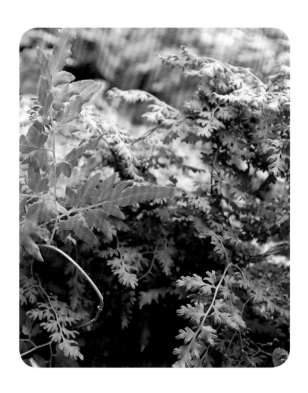

本品为海金沙科植物海金沙 *Ly-godium japonicum*（Thunb.）Sw. 的干燥成熟孢子。秋季孢子未脱落时采割藤叶，晒干，搓揉或打下孢子，除去藤叶。

【性味与归经】甘、咸，寒。归膀胱、小肠经。

【功能与主治】清利湿热，通淋止痛。用于热淋，石淋，血淋，膏淋，尿道涩痛。

【用法与用量】6～15g，包煎。

【贮藏】置干燥处。

萆薢
bì xiè

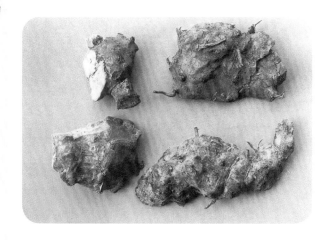

利湿去浊治膏淋，
尿酸过高降之灵。
祛风除湿治痹痛，
痛风红肿消之净。

本品为薯蓣科植物绵萆薢 *Dioscorea septemloba* Thunbt 和薯蓣科植物粉背薯蓣 *Dioscorea hypoglauca* Palibin 的干燥根茎。秋、冬二季采挖，除去须根，洗净，切片，晒干。

【性味与归经】苦，平。归肾、胃经。

【功能与主治】利湿去浊，祛风除痹。用于膏淋，白浊，白带过多，风湿痹痛，关节不利，腰膝疼痛。

【用法与用量】9～15g。

【贮藏】置阴凉干燥处。

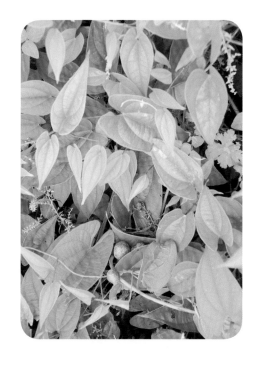

第三节　利湿退黄药（4 种）

chuí　pén　cǎo
垂盆草

利湿退黄治黄疸，
肝功恢复精神爽。
清热解毒消痈肿，
痈肿疮疡有特效。

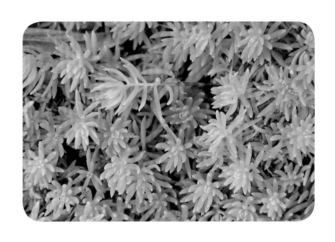

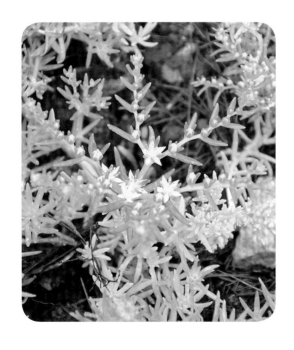

本品为景天科植物垂盆草 *Sedum sarmentosum* Bunge 的干燥全草。夏、秋二季采收，除去杂质，干燥。

【性味与归经】甘、淡，凉。归肝、胆、小肠经。

【功能与主治】利湿退黄，清热解毒。用于湿热黄疸，小便不利，痈肿疮疡。

【用法与用量】15 ~ 30g。

【贮藏】置干燥处。

茵 陈

yīn chén

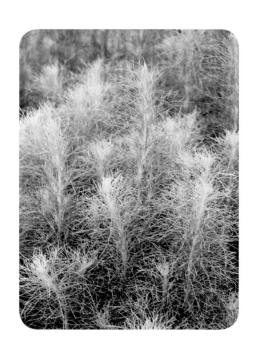

三月茵陈四月蒿，
五月茵陈当柴烧。
清利湿热退黄疸，
湿疮瘙痒疗效高。

本品为菊科植物滨蒿 *Artemisia scoparia* Waldst. et Kit. 或茵陈蒿 *Artemisia capillaris* Thunb. 的干燥地上部分。春季幼苗高 6～10cm 时采收或秋季花蕾长成至花初开时采割，除去杂质和老茎，晒干。春季采收的习称"绵茵陈"，秋季采割的称"花茵陈"。

【性味与归经】苦、辛，微寒。归脾、胃、肝、胆经。

【功能与主治】清利湿热，利胆退黄。用于黄疸尿少，湿温暑湿，湿疮瘙痒。

【用法与用量】6～15g。外用适量，煎汤熏洗。

【贮藏】置阴凉干燥处，防潮。

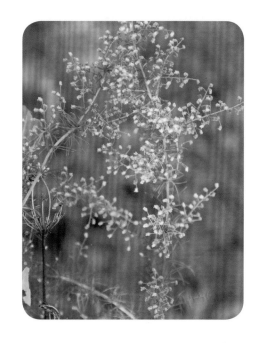

jīn　qián　cǎo
金 钱 草

利湿退黄治黄疸，
胆胀胁痛敢担当。
利胆排石效果好，
肝胆结石渐排光。
利尿通淋治淋证，
热淋沙淋不涩疼。

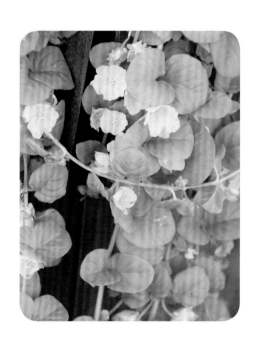

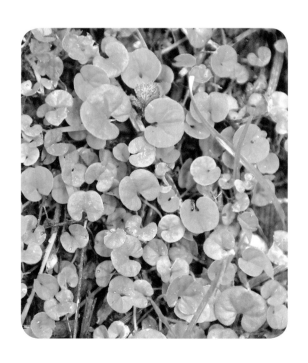

本品为报春花科植物过路黄 *Lysimachia christinae* Hance 的干燥全草。夏、秋二季采收，除去杂质，晒干。

【性味与归经】甘、咸，微寒。归肝、胆、肾、膀胱经。

【功能与主治】利湿退黄，利尿通淋，解毒消肿。用于湿热黄疸，胆胀胁痛，石淋，热淋，小便涩痛，痈肿疔疮，蛇虫咬伤。

【用法与用量】15 ~ 60g。

【贮藏】置干燥处。

虎杖

hǔ zhàng

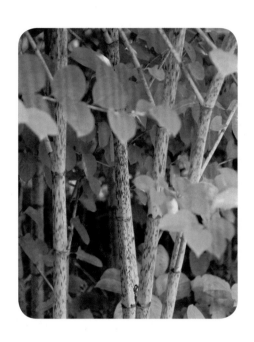

清热利湿退黄疸，
散瘀止痛解毒疮。
止咳化痰治咳嗽，
经期孕妇不用它。

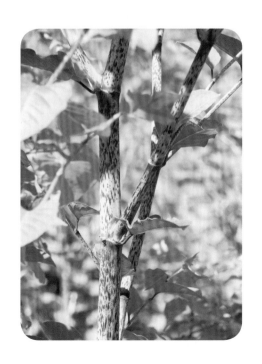

本品为蓼科植物虎杖 *Polygonum cuspidatum* Sieb. et Zucc. 的干燥根茎和根。春、秋二季采挖，除去须根，洗净，趁鲜切短段或厚片，晒干。

【性味与归经】微苦，微寒。归肝、胆、肺经。

【功能与主治】利湿退黄，清热解毒，散瘀止痛，止咳化痰。用于湿热黄疸，淋浊，带下，风湿痹痛，痈肿疮毒，水火烫伤，经闭，癥瘕，跌打损伤，肺热咳嗽。

【用法与用量】9～15g。外用适量，制成煎液或油膏涂敷。

【注意】孕妇慎用。

【贮藏】置干燥处，防霉，防蛀。

第七章

温里药
（8种）

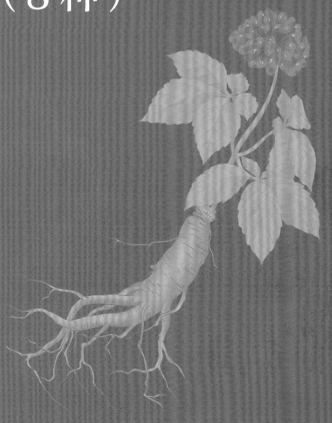

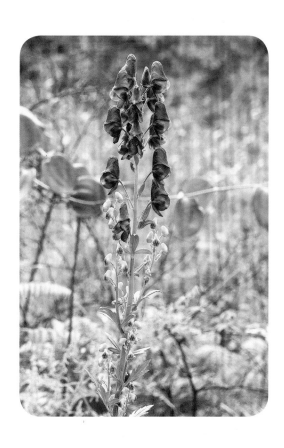

附子
fù zǐ

回阳救逆能担纲，
补火助阳响当当。
散寒止痛功效佳，
亡阳虚脱四逆汤。
心阳不振心胸疼，
脘腹冷痛难担当。
阳虚阴寒又水肿，
凡是阳虚能担当。
半蒌贝蔹及攻乌，
阴虚孕妇均避让。

本品为毛茛科植物乌头 *Aconitum carmichaelii* Debx. 的子根的加工品。6月下旬至8月上旬采挖，除去母根、须根及泥沙，习称"泥附子"，加工成下列规格。

1. 选择个大、均匀的泥附子，洗净，浸入食用胆巴的水溶液中过夜，再加食盐，继续浸泡，每日取出晒晾，并逐渐延长晒晾时间，直至附子表面出现大量结晶盐粒（盐霜）、体质变硬为止，习称"盐附子"。

2. 取泥附子，按大小分别洗净，浸入食用胆巴的水溶液中数日，连同浸液煮至透心，捞出，水漂，纵切成厚约0.5cm的片，再用水浸漂，用调色液使附片染成浓茶色，

124

取出，蒸至出现油面、光泽后，烘至半干，再晒干或继续烘干，习称"黑顺片"。

3. 选择大小均匀的泥附子，洗净，浸入食用胆巴的水溶液中数日，连同浸液煮至透心，捞出，剥去外皮，纵切成厚约0.3cm的片，用水浸漂，取出，蒸透，晒干，习称"白附片"。

【炮制】附片（黑顺片、白附片）直接入药。

【性味与归经】辛、甘，大热；有毒。归心、肾、脾经。

【功能与主治】回阳救逆，补火助阳，散寒止痛。用于亡阳虚脱，肢冷脉微，心阳不足，胸痹心痛，虚寒吐泻，脘腹冷痛，肾阳虚衰，阳痿宫冷，阴寒水肿，阳虚外感，寒湿痹痛。

【用法与用量】3～15g，先煎，久煎。

【注意】孕妇慎用；不宜与半夏、瓜蒌、瓜蒌子、瓜蒌皮、天花粉、川贝母、浙贝母、平贝母、伊贝母、湖北贝母、白蔹、白及同用。

【贮藏】盐附子密闭，置阴凉干燥处；黑顺片及白附片置干燥处，防潮。

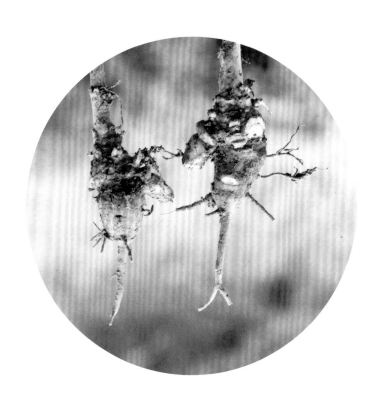

gān jiāng
干姜

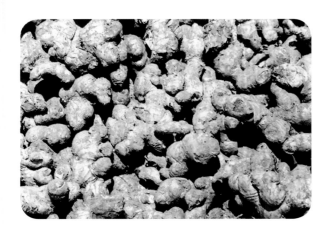

干姜辛热能回阳，

生姜辛温能解表。

温中散寒为共性，

回阳通脉功效强。

温肺化饮配合用，

内热孕妇不适宜。

本品为姜科植物姜 *Zingiber officinale* Rosc. 的干燥根茎。冬季采挖，除去须根和泥沙，晒干或低温干燥。趁鲜切片晒干或低温干燥者称为"干姜片"。

【性味与归经】辛，热。归脾、胃、肾、心、肺经。

【功能与主治】温中散寒，回阳通脉，温肺化饮。用于脘腹冷痛，呕吐泄泻，肢冷脉微，寒饮喘咳。

【用法与用量】3～10g。

【贮藏】置阴凉干燥处，防蛀。

【制剂】姜流浸膏。

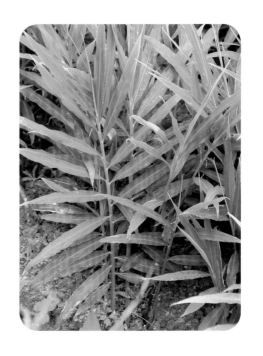

ròu guì
肉 桂

补火助阳显神通，
引火归原有专功。
散寒止痛功独崇，
温经通脉更畅通。
阳痿宫冷配合用，
补肾健身度寒冬。
肉桂石脂不相逢，
血证孕妇应忌用。

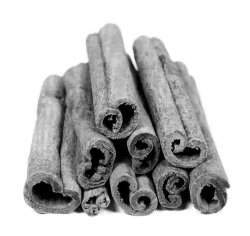

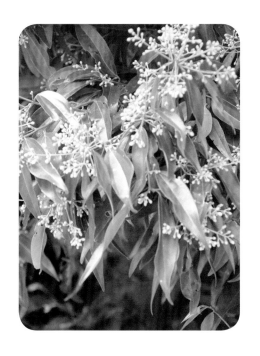

本品为樟科植物肉桂 *Cinnamomum cassia* Presl 的干燥树皮。多于秋季剥取，阴干。

【性味与归经】辛、甘，大热。归肾、脾、心、肝经。

【功能与主治】补火助阳，引火归原，散寒止痛，温通经脉。用于阳痿宫冷，腰膝冷痛，肾虚作喘，虚阳上浮，眩晕目赤，心腹冷痛，虚寒吐泻，寒疝腹痛，痛经经闭。

【用法与用量】1～5g。

【注意】有出血倾向者及孕妇慎用；不宜与赤石脂同用。

【贮藏】置阴凉干燥处。

wú zhū yú

吴茱萸

辛苦燥热难依从，散寒止痛易见功。

降逆止呕治吞酸，助阳止泻腹不痛。

厥阴头痛立见效，寒疝腹痛便无踪。

研粉外敷涌泉穴，降火降压亦从容。

耗气动火伤气津，药有小毒谨慎用。

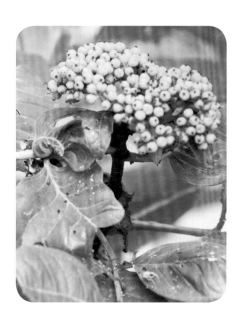 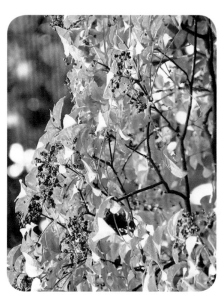

　　本品为芸香科植物吴茱萸 *Euodia rutaecarpa* （Juss.）Benth.、石虎 *Euodia rutaecarpa* （Juss.）Benth. var. *officnalis* （Dode）Huang 或 疏 毛 吴 茱 萸 *Euodia rutaecarpa* （Juss.） Benth. var. *bodinieri* （Dode）Huang 的干燥近成熟果实。8 ~ 11月果实尚未开裂时，剪下果枝，晒干或低温干燥，除去枝、叶、果梗等杂质。

【性味与归经】辛、苦，热；有小毒。归肝、脾、胃、肾经。

【功能与主治】散寒止痛，降逆止呕，助阳止泻。用于厥阴头痛，寒疝腹痛，寒湿脚气，经行腹痛，脘腹胀痛，呕吐吞酸，五更泄泻。

【用法与用量】2 ~ 5g。外用适量。

【贮藏】置阴凉干燥处。

^{huā jiāo}
花椒

温中散寒能止痛，
虫积腹痛有专功。
杀虫止痒又燥湿，
湿疹阴痒渐无踪。

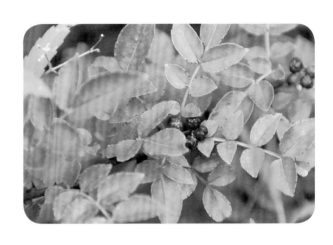

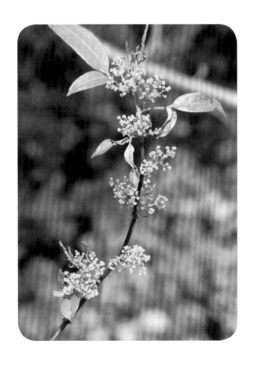

　　本品为芸香科植物青椒 *Zanthoxylum schinifolium* Sieb. et Zucc. 或花椒 *Zanthoxylum bungeanum* Maxim. 的干燥成熟果皮。秋季采收成熟果实，晒干，除去种子和杂质。

【性味与归经】辛，温。归脾、胃、肾经。

【功能与主治】温中止痛，杀虫止痒。用于脘腹冷痛，呕吐泄泻，虫积腹痛；外治湿疹，阴痒。

【用法与用量】3～6g。外用适量，煎汤熏洗。

【贮藏】置通风干燥处。

xiǎo huí xiāng
小茴香

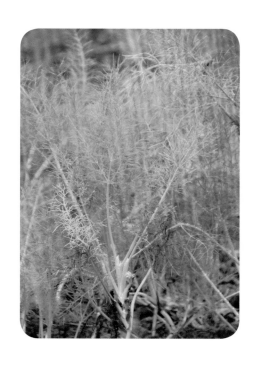

散寒止痛善治疝，
理气和中脘腹暖。
寒疝腹痛肝经冷，
睾丸冷痛肾虚寒。
暖肝温肾小茴香，
阴虚火旺不宜沾。

本品为伞形科植物茴香 *Foeniculum vulgare* Mill. 的干燥成熟果实。秋季果实初熟时采割植株，晒干，打下果实，除去杂质。

【性味与归经】辛，温。归肝、肾、脾、胃经。

【功能与主治】散寒止痛，理气和胃。用于寒疝腹痛，睾丸偏坠，痛经，少腹冷痛，脘腹胀痛，食少吐泻。盐小茴香暖肾散寒止痛。用于寒疝腹痛，睾丸偏坠，经寒腹痛。

【用法与用量】3～6g。

【贮藏】置阴凉干燥处。

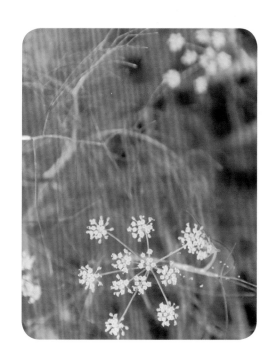

dīng xiāng
丁香

温中降逆胃气安，
脾胃虚寒可转暖。
呃逆呕吐易见效，
食少吐泻自然康。
补肾助阳治阳痿，
阴虚内热忌辛温。
丁香莫与郁金见，
方中同用不结缘。

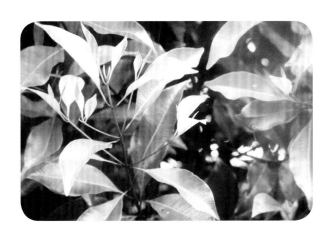

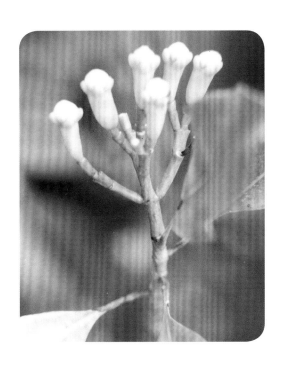

本品为桃金娘科植物丁香 *Eugenia caryophyllata* Thunb. 的干燥花蕾。当花蕾由绿色转红时采摘，晒干。

【性味与归经】辛，温。归脾、胃、肺、肾经。

【功能与主治】温中降逆，补肾助阳。用于脾胃虚寒，呃逆呕吐，食少吐泻，心腹冷痛，肾虚阳痿。

【用法与用量】1～3g，内服或研末外敷。

【注意】不宜与郁金同用。

【贮藏】置阴凉干燥处。

gāo liáng jiāng
高良姜

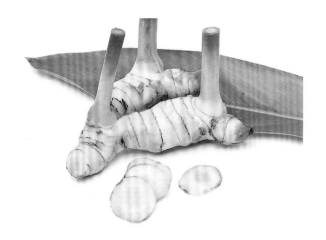

温胃止呕又止痛，
胃脘冷痛易见功。
胃寒嗳气又呕吐，
胃气暖和病无踪。

本品为姜科植物高良姜*Alpinia officinarum* Hance 的干燥根茎。夏末秋初采挖，除去须根和残留的鳞片，洗净，切段，晒干。

【性味与归经】辛，热。归脾、胃经。

【功能与主治】温胃止呕，散寒止痛。用于脘腹冷痛，胃寒呕吐，嗳气吞酸。

【用法与用量】3～6g。

【贮藏】置阴凉干燥处。

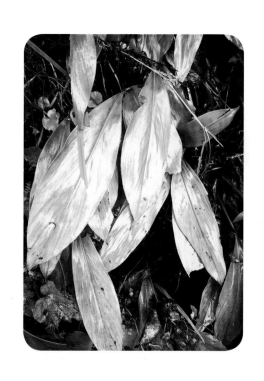

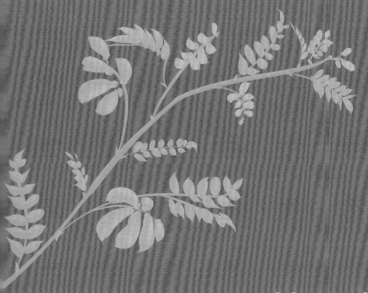

第八章

理气药
（12种）

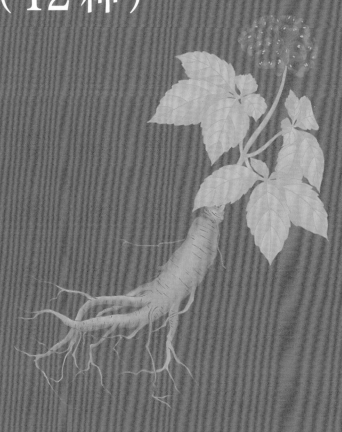

chén pí

陈 皮

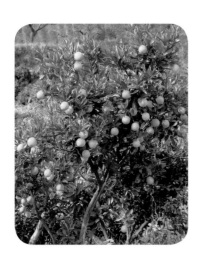

理气健脾首选药，燥湿化痰功不凡。
脘腹胀满疗效好，食少腹泻生姜饶。
咳嗽痰多配半夏，湿痰咳嗽易奏效。
千古名方二陈汤，燥湿化痰基础方。
陈皮越陈越名贵，气味温馨人人夸。
药食两用新会皮，发扬光大出新招。

本品为芸香科植物橘 *Citrus reticulata* Blanco 及其栽培变种的干燥成熟果皮。药材分为"陈皮"和"广陈皮"。采摘成熟果实，剥取果皮，晒干或低温干燥。

【性味与归经】苦、辛，温。归肺、脾经。

【功能与主治】理气健脾，燥湿化痰。用于脘腹胀满，食少吐泻，咳嗽痰多。

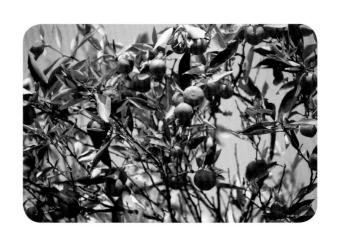

【用法与用量】3 ~ 10g。

【贮藏】置阴凉干燥处，防霉，防蛀。

枳 实

zhǐ shí

破气消积气势雄，
化痰散痞建奇功。
积滞内停腹胀痛，
一见枳实病无踪。
枳实药性猛且峻，
体虚孕妇不适用。

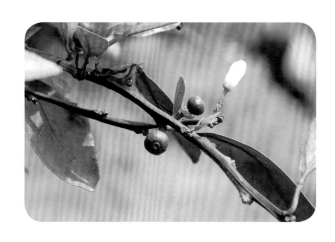

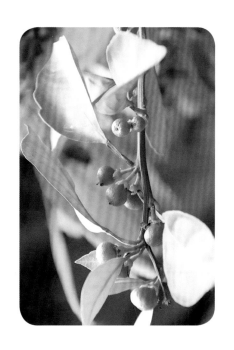

　　本品为芸香科植物酸橙 *Citrus aurantium* L. 及其栽培变种或甜橙 *Citrus sinensis* Osbeck 的干燥幼果。5～6月间收集自落的果实，除去杂质，自中部横切为两半，晒干或低温干燥，较小者直接晒干或低温干燥。

【性味与归经】苦、辛、酸，温。归脾、胃经。

【功能与主治】破气消积，化痰散痞。用于积滞内停，痞满胀痛，泻痢后重，大便不通，痰滞气阻，胸痹，结胸，脏器下垂。

【用法与用量】3～10g。

【注意】孕妇慎用。

【贮藏】置阴凉干燥处，防蛀。

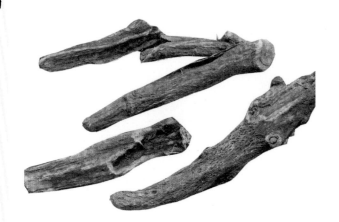

木香

mù xiāng

木香行气善止痛，
健脾消食能调中。
香气醒脾增食欲，
配上三仙效更宏。

本品为菊科植物木香 *Aucklandia lappa* Decne. 的干燥根。秋、冬二季采挖，除去泥沙和须根，切段，大的再纵剖成瓣，干燥后撞去粗皮。

【性味与归经】辛、苦，温。归脾、胃、大肠、三焦、胆经。

【功能与主治】行气止痛，健脾消食。用于胸胁、脘腹胀痛，泻痢后重，食积不消，不思饮食。煨木香实肠止泻，用于泄泻腹痛。

【用法与用量】3～6g。

【贮藏】置干燥处，防潮。

注：三仙指山楂、麦芽、神曲。

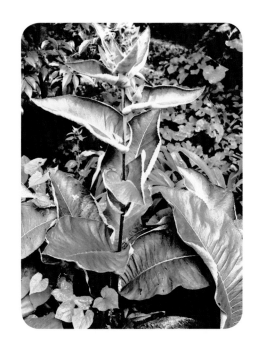

沉 香
chén xiāng

行气止痛又温中，
善治气滞胸腹痛。
胃寒呕逆易奏效，
纳气平喘有专功。
肾虚气逆喘急发，
配上桂附功独崇。
下元虚冷暖融融，
沉香精油气味浓，
镇静安定甲群雄。

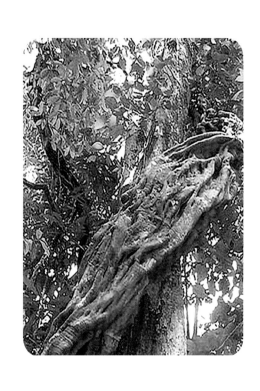

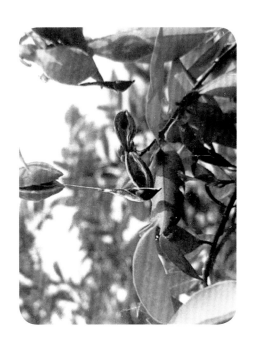

本品为瑞香科植物白木香 *Aquilaria sinensis*（Lour.）Gilg 含有树脂的木材。全年均可采收，割取含树脂的木材，除去不含树脂的部分，阴干。

【性味与归经】辛、苦，微温。归脾、胃、肾经。

【功能与主治】行气止痛，温中止呕，纳气平喘。用于胸腹胀闷疼痛，胃寒呕吐呃逆，肾虚气逆喘急。

【用法与用量】1～5g，后下。

【贮藏】密闭，置阴凉干燥处。

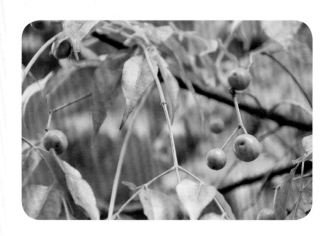

川楝子

chuān liàn zǐ

疏肝泄热又止痛，
肝郁化火胸胁疼。
行气杀虫治腹痛，
疝气腹痛配合用。
头痒秃疮敷膏涂，
本品有毒损肝功。

本品为楝科植物川楝 *Melia toosendan* Sieb. et Zucc. 的干燥成熟果实。冬季果实成熟时采收，除去杂质，干燥。

【性味与归经】苦，寒；有小毒。归肝、小肠、膀胱经。

【功能与主治】疏肝泄热，行气止痛，杀虫。用于肝郁化火，胸胁、脘腹胀痛，疝气疼痛，虫积腹痛。

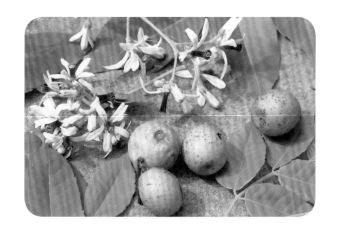

【用法与用量】5～10g。外用适量，研末调涂。

【贮藏】置通风干燥处，防蛀。

乌药

辛温行气能止疼，

寒凝气滞渐无踪。

温肾散寒治疝痛，

遗尿尿频易见功。

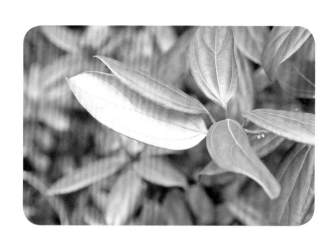

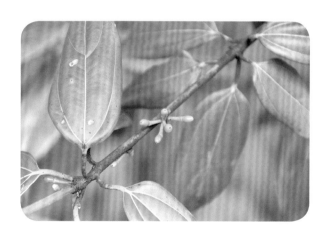

本品为樟科植物乌药 *Linderd aggregata*（Sims）Kosterm. 的干燥块根。全年均可采挖，除去细根，洗净，趁鲜切片晒干，或直接晒干。

【性味与归经】辛，温。归肺、脾、肾、膀胱经。

【功能与主治】行气止痛，温肾散寒。用于寒凝气滞，胸腹胀痛，气逆喘急，膀胱虚冷遗尿尿频，疝气疼痛，经寒腹痛。

【用法与用量】6 ~ 10g。

【贮藏】置阴凉干燥处，防蛀。

香 附

xiāng fù

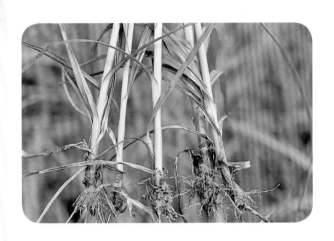

妇科要药制香附,
疏肝解郁胸胁舒。
乳房胀痛渐轻松,
调经止痛痛经除。
理气宽中去胀满,
脘腹胀满随之舒。

本品为莎草科植物莎草 *Cyperus rotumdus* L. 的干燥根茎。秋季采挖,燎去毛须,置沸水中略煮或蒸透后晒干,或燎后直接晒干。

【性味与归经】辛、微苦、微甘,平。归肝、脾、三焦经。

【功能与主治】疏肝解郁,理气宽中,调经止痛。用于肝郁气滞,胸胁胀痛,疝气疼痛,乳房胀痛,脾胃气滞,脘腹痞闷,胀满疼痛,月经不调,经闭痛经。

【用法与用量】6～10g。

【贮藏】置阴凉干燥处,防蛀。

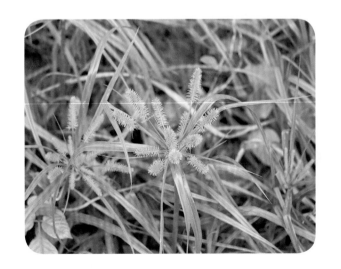

xiè bái

薤 白

薤白又名小根蒜，

性味辛温似葱蒜。

通阳散结除胸痹，

心胸不舒效不逊。

行气导滞治胃痛，

药食两用美名存。

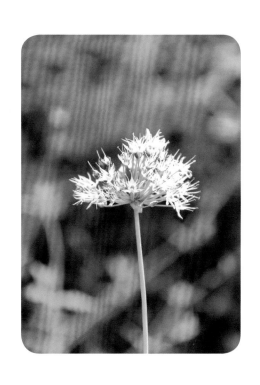

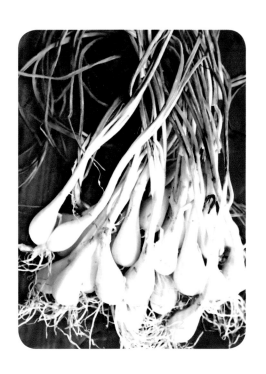

本品为百合科植物小根蒜 *Allium macrostemon* Bge. 或薤 *Allium chinense* G. Don 的干燥鳞茎。夏、秋二季采挖，洗净，除去须根，蒸透或置沸水中烫透，晒干。

【性味与归经】辛、苦，温。归肺、胃、大肠经。

【功能与主治】通阳散结，行气导滞。用于胸痹心痛，脘腹痞满胀痛，泻痢后重。

【用法与用量】5～10g。

【贮藏】置干燥处，防蛀。

佛手

fó shǒu

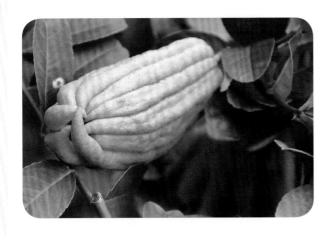

疏肝理气又止痛，
胸胁胀痛得轻松。
肝胃气痛易见功，
食少呕吐功独崇。
燥湿化痰治咳嗽，
湿痰咳嗽渐无踪。
气味清香好依从，
药食两用均认同。

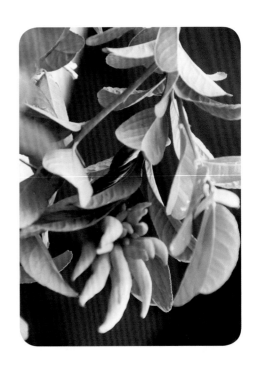

　　本品为芸香科植物佛手 *Citrus medica* L. var. *sarcodactylis* Swingle 的干燥果实。秋季果实尚未变黄或变黄时采收，纵切成薄片，晒干或低温干燥。

【性味与归经】辛、苦、酸，温。归肝、脾、胃、肺经。

【功能与主治】疏肝理气，和胃止痛，燥湿化痰。用于肝胃气滞，胸胁胀痛，胃脘痞满，食少呕吐，咳嗽痰多。

【用法与用量】3～10g。

【贮藏】置阴凉干燥处，防霉，防蛀。

精彩诗图话中药
JINGCAI SHITU HUA ZHONGYAO

香橼

xiāng yuán

疏肝理气又宽中，

胸胁胀痛得轻松。

肝胃气滞脘腹痛，

配上木香效更宏。

化痰止咳治咳嗽，

胸闷痰多渐无踪。

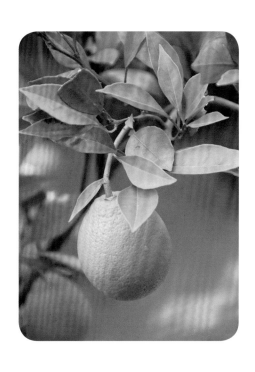

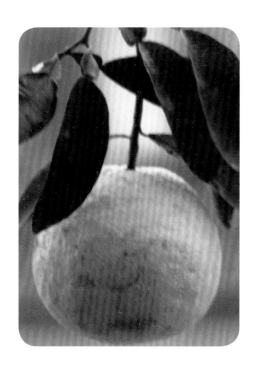

本品为芸香科植物枸橼 *Citrus medica* L.或香橼 *Citrus wilsonii* Tanaka 的干燥成熟果实。秋季果实成熟时采收，趁鲜切片，晒干或低温干燥。香橼亦可整个或对剖两半后，晒干或低温干燥。

【性味与归经】辛、苦、酸，温。归肝、脾、肺经。

【功能与主治】疏肝理气，宽中，化痰。用于肝胃气滞，胸胁胀痛，脘腹痞满，呕吐噫气，痰多咳嗽。

【用法与用量】3 ~ 10g。

【贮藏】置阴凉干燥处，防霉，防蛀。

^{méi · gui　huā}

玫瑰花

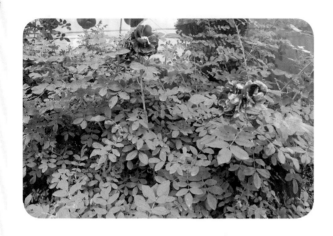

行气解郁又止痛，
善治肝郁胃气疼。
月经不调且痛经，
乳房胀痛渐轻松。
解郁可治抑郁症，
心旷神怡乐融融。

本品为蔷薇科植物玫瑰 *Rosa rugosa* Thunb. 的干燥花蕾。春末夏初花将开放时分批采摘，及时低温干燥。

【性味与归经】甘、微苦，温。归肝、脾经。

【功能与主治】行气解郁，和血，止痛。用于肝胃气痛，食少呕恶，月经不调，跌仆伤痛。

【用法与用量】3～6g。

【贮藏】密闭，置阴凉干燥处。

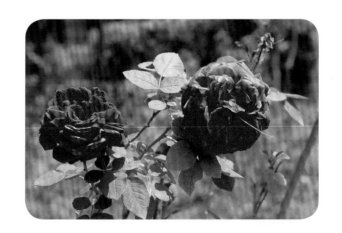

_{gān sōng}
甘松

理气止痛又开郁，
醒脾开胃功效殊。
脘腹胀满得轻松，
祛湿消肿牙痛舒。

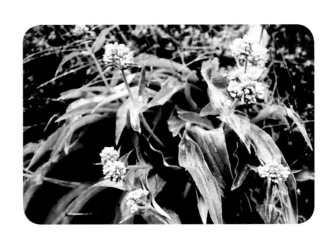

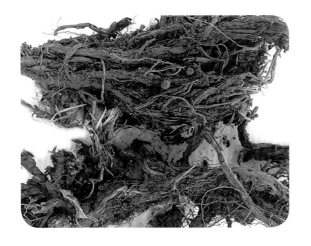

本品为败酱科植物甘松 *Nardostachys jatamansi* DC. 的干燥根及根茎。春、秋二季采挖，除去泥沙和杂质，晒干或阴干。

【性味与归经】辛、甘，温。归脾、胃经。

【功能与主治】理气止痛，开郁醒脾；外用祛湿消肿。用于脘腹胀满，食欲不振，呕吐；可以治牙痛，脚气肿毒。

【用法与用量】3～6g。外用适量，泡汤漱口或煎汤洗脚或研末敷患处。

【贮藏】置阴凉干燥处，防潮，防蛀。

第九章

消食药
（4种）

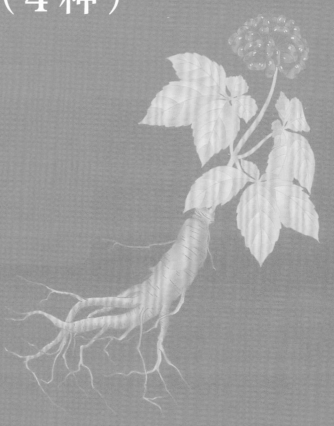

山楂

shān zhā

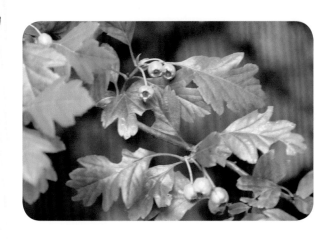

山楂酸甜口感好，
健胃消食功效高。
行气散瘀治腹痛，
化浊降脂有功劳。
酸甜容易伤牙齿，
胃酸过多要慎用。

本品为蔷薇科植物山里红 *Crataegus pinnatrjtida* Bge. var. *major* N. E. Br. 或山楂 *C. pinnatifida* Bge. 的干燥成熟果实。秋季果实成熟时采收，切片，干燥。

【性味与归经】酸、甘，微温。归脾、胃、肝经。

【功能与主治】消食健胃，行气散瘀，化浊降脂。用于肉食积滞，胃脘胀满，泻痢腹痛，瘀血经闭，产后瘀阻，心腹刺痛，胸痹心痛，疝气疼痛，高脂血症。焦山楂消食导滞作用增强，用于肉食积滞、泻痢不爽。

【用法与用量】9 ~ 12g。

【贮藏】置通风干燥处，防蛀。

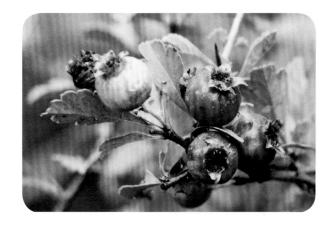

mài yá
麦芽

麦芽行气又消食，
健脾开胃消食积。
乳汁淤积乳胀痛，
回乳消胀很得力。
大剂麦芽能回乳，
哺乳妇女不合适。

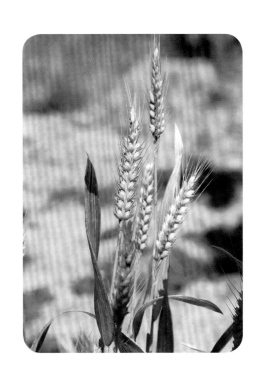

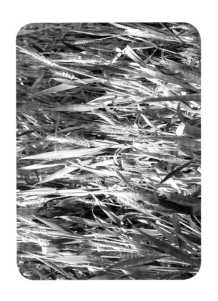

　　本品为禾本科植物大麦 *Hordeum vulgare* L. 的成熟果实经发芽干燥的炮制加工品。将麦粒用水浸泡后，保持适宜温、湿度，待幼芽长至约 5mm 时，晒干或低温干燥。

【性味与归经】甘，平。归脾、胃经。

【功能与主治】行气消食，健脾开胃，回乳消胀。用于食积不消，脘腹胀痛，脾虚食少，乳汁淤积，乳房胀痛，妇女断乳，肝郁胁痛，肝胃气痛。生麦芽健脾和胃、疏肝行气，用于脾虚食少、乳汁淤积；炒麦芽行气消食回乳，用于食积不消、妇女断乳；焦麦芽消食化滞，用于食积不消、脘腹胀痛。

【用法与用量】10 ~ 15g；回乳炒用 60g。

【贮藏】置通风干燥处，防蛀。

149

lái fú zǐ
莱菔子

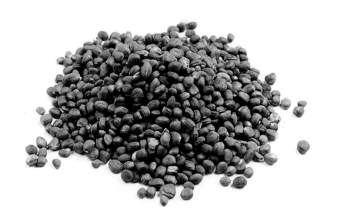

消食除胀又降气，
饮食停滞能开启。
降气化痰治痰咳，
痰壅咳喘消之奇。
降压降脂能辅助，
补虚方中不入剂。

本品为十字花科植物萝卜 *Raphanus sativus* L. 的干燥成熟种子。夏季果实成熟时采割植株，晒干，搓出种子，除去杂质，再晒干。

【性味与归经】辛、甘，平。归肺、脾、胃经。

【功能与主治】消食除胀，降气化痰。用于饮食停滞，脘腹胀痛，大便秘结，积滞泻痢，痰壅喘咳。

【用法与用量】5～12g。

【贮藏】置通风干燥处，防蛀。

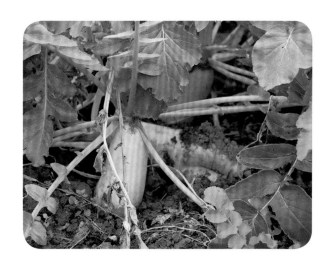

JĪ NÈI JĪN

鸡内金

健胃消食治食积，
涩精止遗较得力。
通淋溶化肾结石，
微炒研细更合适。

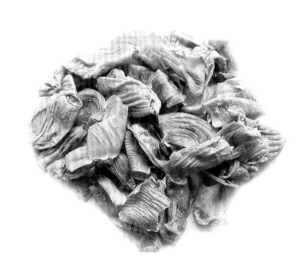

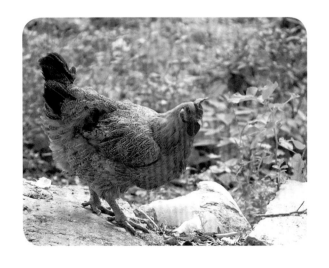

本品为雉科动物家鸡 *Gallus gallus domesticus* Brisson 的干燥砂囊内壁。杀鸡后，取出鸡肫，立即剥下内壁，洗净，干燥。

【性味与归经】甘，平。归脾、胃、小肠、膀胱经。

【功能与主治】健胃消食，涩精止遗，通淋化石。用于食积不消，呕吐泻痢，小儿疳积，遗尿，遗精，石淋涩痛，胆胀胁痛。

【用法与用量】3～10g。

【贮藏】置干燥处，防蛀。

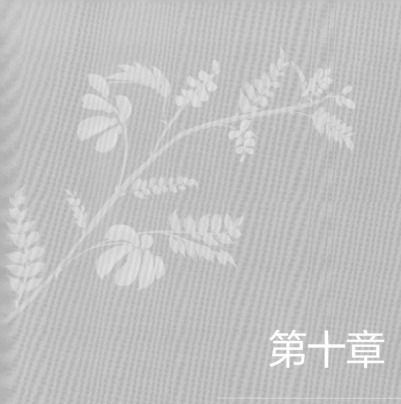

第十章

驱虫药
（3种）

shǐ jūn zǐ
使君子

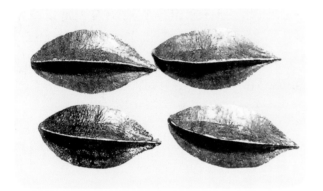

昔日儿童虫病广，
绕脐腹痛蛔虫作。
杀虫消积治疳积，
空腹服药慎喝茶。

本品为使君子科植物使君子 *Quisqualis indica* L. 的干燥成熟果实。秋季果皮变紫黑色时采收，除去杂质，干燥。

【性味与归经】甘，温。归脾、胃经。

【功能与主治】杀虫消积。用于蛔虫病，蛲虫病，虫积腹痛，小儿疳积。

【用法与用量】使君子 9 ~ 12g，捣碎入煎剂；使君子仁 6 ~ 9g，多入丸散或单用，作 1 ~ 2 次分服。小儿每岁 1 ~ 1.5 粒，炒香嚼服，1 日总量不超过 20 粒。

【注意】服药时忌饮浓茶。

【贮藏】置通风干燥处，防霉，防蛀。

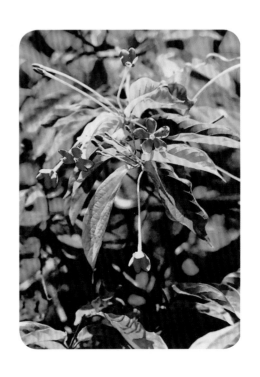

bīng · láng
槟 榔

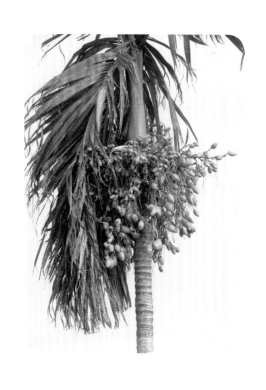

杀虫消积且行气，
驱杀绦虫要牢记。
利水截疟效可期，
常咀槟榔肿瘤欺。

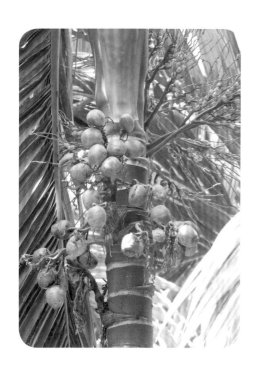

　　本品为棕榈科植物槟榔 *Areca catechu* L. 的干燥成熟种子。春末至秋初采收成熟果实，用水煮后，除去果皮，取出种子，干燥。

【性味与归经】苦、辛，温。归胃、大肠经。

【功能与主治】杀虫，消积，行气，利水，截疟。用于绦虫病，蛔虫病，姜片虫病，虫积腹痛，积滞泻痢，里急后重，水肿脚气，疟疾。

【用法与用量】3～10g；驱绦虫、姜片虫30～60g。

【贮藏】置通风干燥处，防蛀。

dà suàn
大蒜

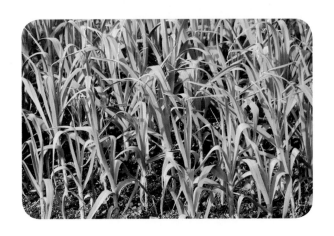

美食佳肴亦药用，
解毒消肿又杀虫。
肺痨咳嗽煮粥食，
肠炎腹泻效真宏。

本品为百合科植物大蒜 *Allium sativum* L. 的鳞茎。夏季叶枯时采挖，除去须根和泥沙，通风晾晒至外皮干燥。

【性味与归经】辛，温。归脾、胃、肺经。

【功能与主治】解毒消肿，杀虫，止痢。用于痈肿疮疡，疥癣，肺痨，顿咳，泄泻，痢疾。

【用法与用量】9～15g。

【贮藏】置阴凉干燥处。

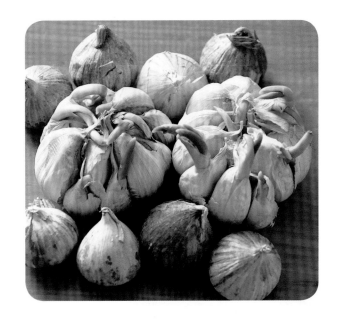

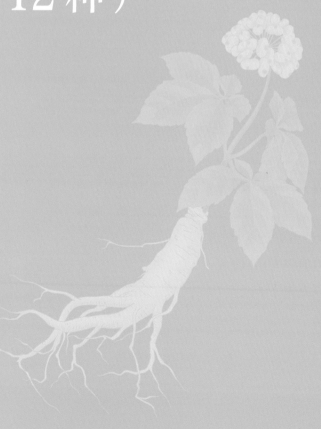

第十一章

止血药
（12种）

第一节　凉血止血药（6 种）

xiǎo jì 小 蓟

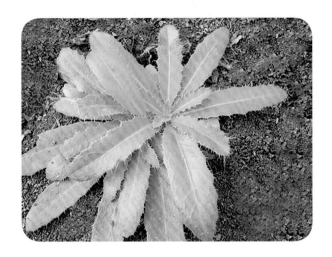

> 凉血止血治出血，
> 吐血衄血及尿血。
> 散瘀解毒又消痈，
> 痈肿疮毒效突出。

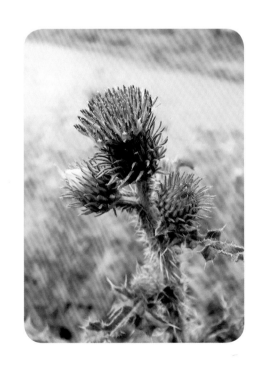

　　本品为菊科植物刺儿菜 *Cirsium setosum*（Willd.）MB. 的干燥地上部分。夏、秋二季花开时采割，除去杂质，晒干。

【性味与归经】甘、苦，凉。归心、肝经。

【功能与主治】凉血止血，散瘀解毒消痈。用于衄血，吐血，尿血，血淋，便血，崩漏，外伤出血，痈肿疮毒。

【用法与用量】5 ~ 12g。

【贮藏】置通风干燥处。

158

大蓟
_{dà jì}

凉血止血治出血，
多种出血不可缺。
解毒消痈功效好，
痈肿疮毒服之消。

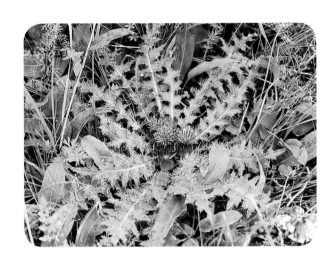

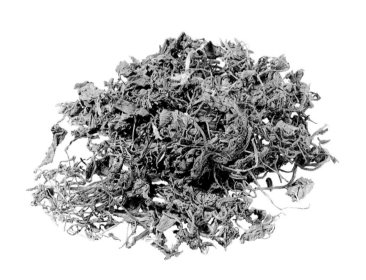

本品为菊科植物蓟 *Cirsium japonicum* Fisch. ex DC. 的干燥地上部分。夏、秋二季花开时采割地上部分，除去杂质，晒干。

【性味与归经】甘、苦，凉。归心、肝经。

【功能与主治】凉血止血，散瘀解毒消痈。用于衄血，吐血，尿血，便血，崩漏，外伤出血，痈肿疮毒。

【用法与用量】9～15g。

【贮藏】置通风干燥处。

159

^{dì} ^{yú}
地 榆

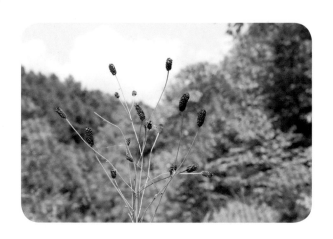

凉血止血疗出血，
便血痔血不可缺。
解毒敛疮治烧烫，
量大肝毒不可忽。

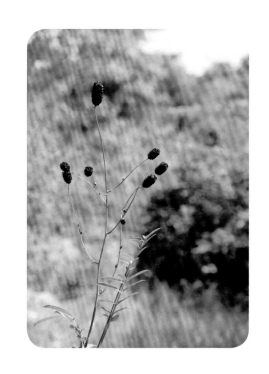

本品为蔷薇科植物地榆 *Sanguisorba offi-cinalis* L. 或长叶地榆 *Sanguisorba officinalis* L. var. *longifiolia*（Bert.）Yü et Li. 的干燥根。后者习称"绵地榆"。春季将发芽时或秋季植株枯萎后采挖，除去须根，洗净，干燥，或趁鲜切片，干燥。

【**性味与归经**】苦、酸、涩，微寒。归肝、大肠经。

【**功能与主治**】凉血止血，解毒敛疮。用于便血，痔血，血痢，崩漏，水火烫伤，痈肿疮毒。

【**用法与用量**】9～15g。外用适量，研末涂敷患处。

【**贮藏**】置通风干燥处，防蛀。

槐花

huái huā

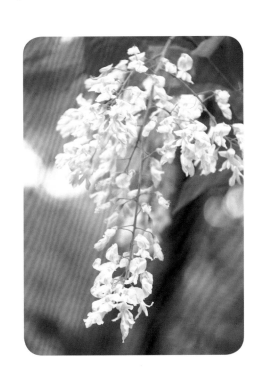

凉血止血清肝火，
便血痔血崩漏除。
吐血衄血配合用，
头痛眩晕服之舒。

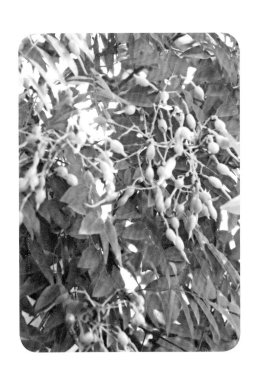

　　本品为豆科植物槐 *Sophora japonica* L. 的干燥花及花蕾。夏季花开放或花蕾形成时采收，及时干燥，除去枝、梗及杂质。前者习称"槐花"，后者习称"槐米"。

【性味与归经】苦，微寒。归肝、大肠经。

【功能与主治】凉血止血，清肝泻火。用于便血，痔血，血痢，崩漏，吐血，衄血，肝热目赤，头痛眩晕。

【用法与用量】5～10g。

【贮藏】置干燥处，防潮，防蛀。

cè bǎi yè
侧柏叶

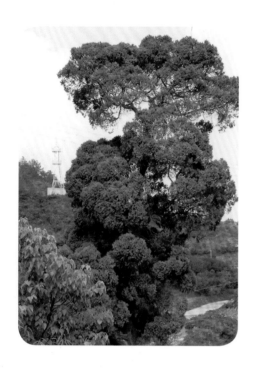

凉血止血治出血，
咳血吐血效突出。
化痰止咳治热咳，
肺热痰稠常供选。
乌发生发又美发，
辨证选药求卓越。

本品为柏科植物侧柏 *Platycladus orientalis*（L.）Franco 的干燥枝梢和叶。多在夏、秋二季采收，阴干。

【性味与归经】苦、涩，寒。归肺、肝、脾经。

【功能与主治】凉血止血，化痰止咳，生发乌发。用于吐血，衄血，咯血，便血，崩漏下血，肺热咳嗽，血热脱发，须发早白。

【用法与用量】6～12g。外用适量。

【贮藏】置干燥处。

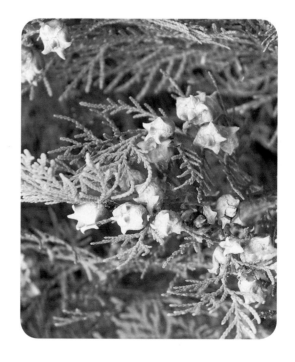

白茅根

bái máo gēn

甘寒凉血能止血，
吐血衄血及尿血。
清热利尿疗肾炎，
鲜品捣汁效突出。

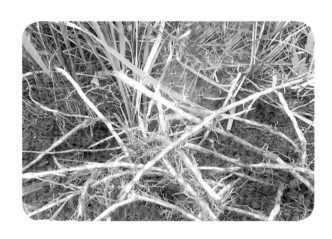

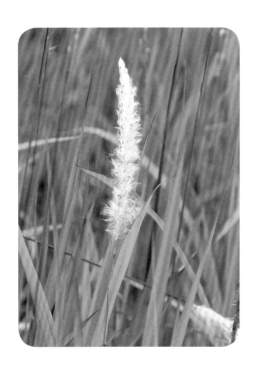

本品为禾本科植物白茅 *Imperata cylindrica* Beauv. var. *major*（Nees）C. E. Hubb. 的干燥根茎。春、秋二季采挖，洗净，晒干，除去须根和膜质叶鞘，捆成小把。

【性味与归经】甘，寒。归肺、胃、膀胱经。

【功能与主治】凉血止血，清热利尿。用于血热吐血，衄血，尿血，热病烦渴，湿热黄疸，水肿尿少，热淋涩痛。

【用法与用量】9～30g。

【贮藏】置干燥处。

第二节　化瘀止血药（3种）

sān qī
三七

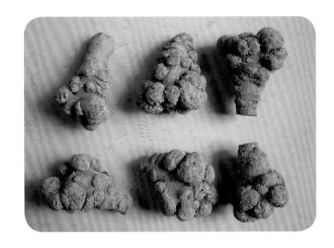

不管三七二十一，
凡是血证都受益。
散瘀止血似矛盾，
止血溶栓可统一。
咳血吐血外出血，
跌打肿痛无踪影。
诸多名方为主药，
孕妇不用为上策。

本品为五加科植物三七 *Panax notoginseng* （Burk.）F. H. Chen 的干燥根和根茎。秋季花开前采挖，洗净，分开主根、支根及根茎，干燥。支根习称"筋条"，根茎习称"剪口"。

【性味与归经】甘、微苦，温。归肝、胃经。

【功能与主治】散瘀止血，消肿定痛。用于咯血，吐血，衄血，便血，崩漏，外伤出血，胸腹刺痛，跌扑肿痛。

【用法与用量】3～9g；研粉吞服，一次1～3g。外用适量。

【注意】孕妇慎用。

【贮藏】置阴凉干燥处，防蛀。

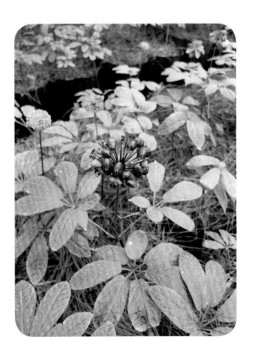

茜草

凉血祛瘀又止血，
血热夹瘀效突出。
活血通经治经闭，
跌打肿痛服之痊。

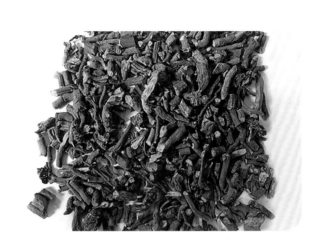

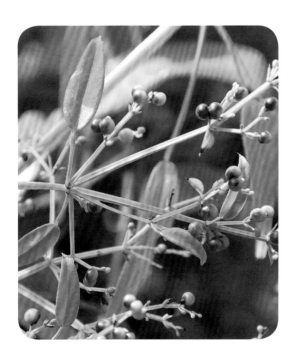

　　本品为茜草科植物茜草 *Rubia cordifolia* L. 的干燥根和根茎。春、秋二季采挖，除去泥沙，干燥。

【性味与归经】苦，寒。归肝经。

【功能与主治】凉血，祛瘀，止血，通经。用于吐血，衄血，崩漏，外伤出血，瘀阻经闭，关节痹痛，跌仆肿痛。

【用法与用量】6～10g。

【贮藏】置干燥处。

pú huáng
蒲黄

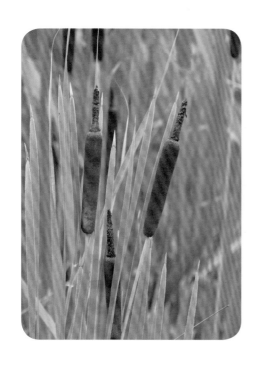

止血用于出血期，
吐血咯血效神奇。
血淋涩痛尿淋漓，
化瘀通淋治经闭。
蒲黄包煎要牢记，
孕妇慎用勿大意。

本品为香蒲科植物水烛香蒲 *Typha angustifolia* L.、东方香蒲 *T. orientalis* Presl 或同属植物的干燥花粉。夏季采收蒲棒上部的黄色雄花序，晒干后碾轧，筛取花粉。剪取雄花后，晒干，成为带有雄花的花粉，即为草蒲黄。

【性味与归经】甘，平。归肝、心包经。

【功能与主治】止血，化瘀，通淋。用于吐血，衄血，咯血，崩漏，外伤出血，经闭痛经，胸腹刺痛，跌仆肿痛，血淋涩痛。

【用法与用量】5～10g，包煎。外用适量，敷患处。

【注意】孕妇慎用。

【贮藏】置通风干燥处，防潮，防蛀。

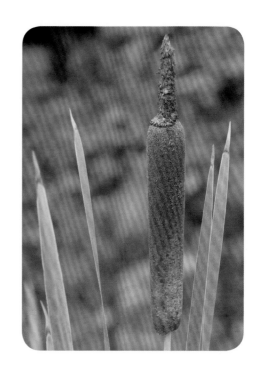

第三节　收敛止血药（2种）

bái jí

白　及

收敛止血治吐血，
消肿生肌应首选。
皲裂肛裂不可缺，
白及乌头不结缘。

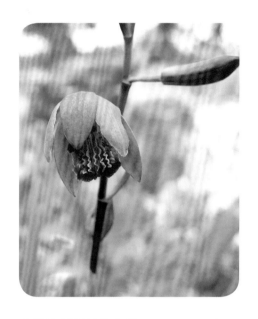

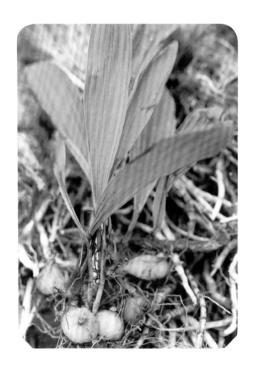

本品为兰科植物白及 *Bletilla striata*（ Thunb. ）Reichb. f. 的干燥块茎。夏、秋二季采挖，除去须根，洗净，置沸水中煮或蒸至无白心，晒至半干，除去外皮，晒干。

【性味与归经】苦、甘、涩，微寒。归肺、肝、胃经。

【功能与主治】收敛止血，消肿生肌。用于咯血，吐血，外伤出血，疮疡肿毒，皮肤皲裂。

【用法与用量】6～15g；研末吞服3～6g。外用适量。

【注意】不宜与川乌、制川乌、草乌、制草乌、附子同用。

【贮藏】置通风干燥处。

xiān hè cǎo

仙鹤草

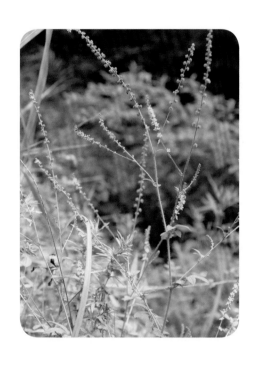

收敛止血止痢好，
咳血血痢疗效高。
别名又叫脱力草，
脱力劳伤配大枣，
试验证明抗癌好。

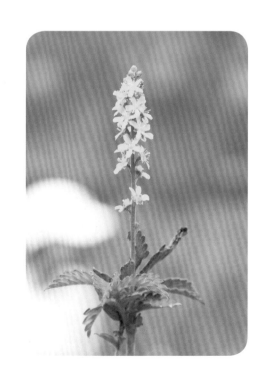

本品为蔷薇科植物龙芽草 *Agrimonia pil-osa* Ledeb. 的干燥地上部分。夏、秋二季茎叶茂盛时采割，除去杂质，干燥。

【性味与归经】苦、涩，平。归心、肝经。

【功能与主治】收敛止血，截疟，止痢，解毒，补虚。用于咳血，吐血，崩漏下血，疟疾，血痢，痈肿疮毒，阴痒带下，脱力劳伤。

【用法与用量】6～12g，外用适量。

【贮藏】置通风干燥处。

第四节　温经止血药（1种）

艾叶
ài　yè

温经止血又止疼，
散寒温肾且暖宫。
艾附暖宫治经痛，
温经止痛炒炭用。
谨防肝毒不滥用，
艾灸外治显神功。

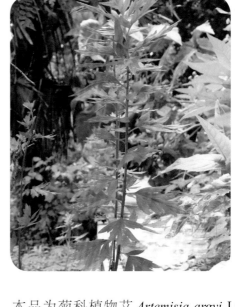

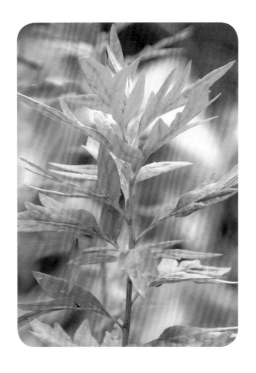

本品为菊科植物艾 *Artemisia argyi* Lévl. et Vant. 的干燥叶。夏季花未开时采摘，除去杂质，晒干。

【性味与归经】辛、苦，温；有小毒。归肝、脾、肾经。

【功能与主治】温经止血，散寒止痛；外用祛湿止痒。用于吐血，衄血，崩漏，月经过多，胎漏下血，少腹冷痛，经寒不调，宫冷不孕；外治皮肤瘙痒。醋艾炭温经止血，用于虚寒性出血。

【用法与用量】3～9g。外用适量，供灸治或熏洗用。

【贮藏】置阴凉干燥处。

第十二章

活血化瘀药
（19种）

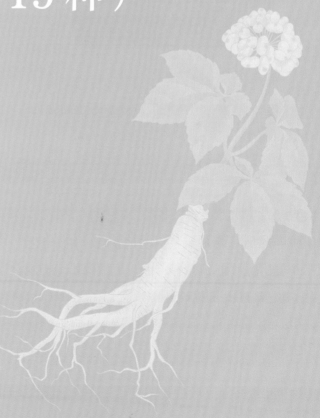

第一节 活血止痛药（6种）

chuān xiōng
川芎

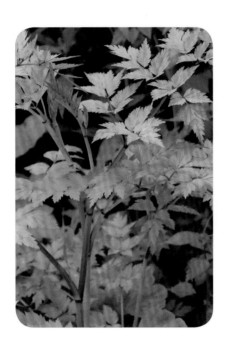

活血行气治胸痛，
胸痹心痛有奇功。
痛经闭经疗效好，
月经过多要慎用。
祛风止痛治头痛，
风湿痹痛得轻松。

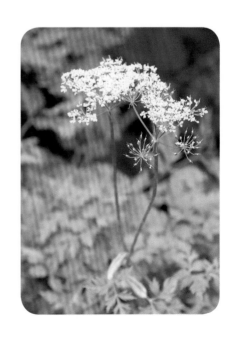

本品为伞形科植物川芎 *Ligusticum chuanxiong* Hort. 的干燥根茎。夏季当茎上的节盘显著突出，并略带紫色时采挖，除去泥沙，晒后烘干，再去须根。

【性味与归经】辛，温。归肝、胆、心包经。

【功能与主治】活血行气，祛风止痛。用于胸痹心痛，胸胁刺痛，跌仆肿痛，月经不调，经闭痛经，癥瘕腹痛，头痛，风湿痹痛。

【用法与用量】3～10g。

【贮藏】置阴凉干燥处，防蛀。

延胡索

yán hú suǒ

活血行气又止痛，
畅通气血有专功。
善治胸胁脘腹痛，
痛经闭经能畅通。
延胡醋制能增效，
不配川楝配川芎，
减毒增效效更宏。

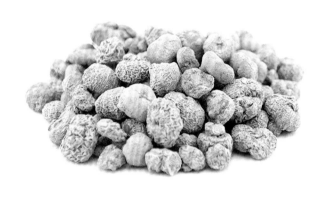

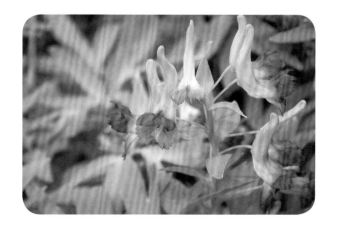

本品为罂粟科植物延胡索 *Corydalis yanhusuo* W. T. Wang 的干燥块茎。夏初茎叶枯萎时采挖，除去须根，洗净，置沸水中煮至恰无白心时，取出，晒干。

【**性味与归经**】辛、苦，温。归肝、脾经。

【**功能与主治**】活血，行气，止痛。用于胸胁、脘腹疼痛，胸痹心痛，经闭痛经，产后瘀阻，跌仆肿痛。

【**用法与用量**】3 ~ 10g；研末吞服，1 次 1.5 ~ 3g。

【**贮藏**】置干燥处，防蛀。

173

yù jīn

郁金

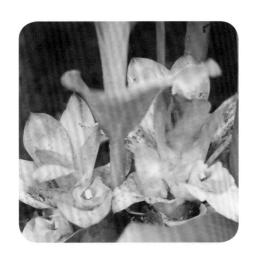

活血化瘀疼痛除，
行气解郁肝气舒。
清心凉血治吐衄，
利胆退黄肝胆疏。
郁金莫与丁香见，
两药相遇药效除。

本品为姜科植物温郁金 *Curcuma wenyujin* Y. H. Chen et C. Ling、姜黄 *Curcuma. lomga* L.、广西莪术 *Curcuma. kwangsiensis* S. G. Lee et C. F. Liang 或蓬莪术 *Curcuma. phaeocaulis* Val. 的干燥块根。前两者分别习称"温郁金"和"黄丝郁金"，其余按性状不同习称"桂郁金"或"绿丝郁金"。冬季茎叶枯萎后采挖，除去泥沙和细根，蒸或煮至透心，干燥。

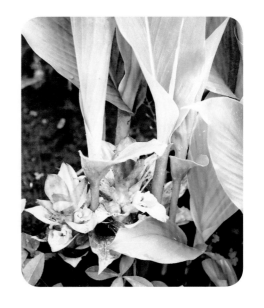

【**性味与归经**】辛、苦，寒。归肝、心经。

【**功能与主治**】活血止痛，行气解郁，清心凉血，利胆退黄。用于胸胁刺痛，胸痹心痛，经闭痛经，乳房胀痛，热病神昏，癫痫发狂，血热吐衄，黄疸尿赤。

【**用法与用量**】3 ~ 10g。

【**注意**】不宜与丁香、母丁香同用。

【**贮藏**】置干燥处，防蛀。

姜黄

破血行气又止痛，
心胸刺痛能见功。
经络不通肩臂痛，
温经通络病无踪。

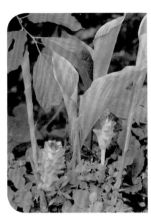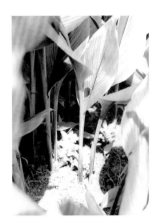

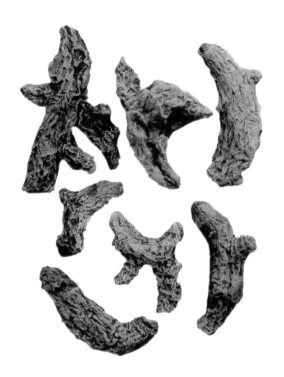

本品为姜科植物姜黄 *Curcuma longa* L. 的干燥根茎。冬季茎叶枯萎时采挖，洗净，煮或蒸至透心，晒干，除去须根。

【**性味与归经**】辛、苦，温。归脾、肝经。

【**功能与主治**】破血行气，通经止痛。用于胸胁刺痛，胸痹心痛，痛经经闭，癥瘕，风湿肩臂疼痛，跌仆肿痛。

【**用法与用量**】3 ~ 10g。外用适量。

【**贮藏**】置阴凉干燥处。

rǔ xiāng

乳香

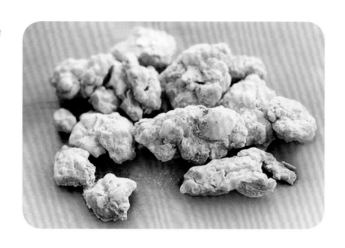

活血定痛又消肿，
心胃疼痛功独崇。
痛经闭经易见功，
跌打损伤筋骨痛。
消肿生肌常选用，
气恶味苦难依从，
胃虚孕妇要慎用。

本品为橄榄科植物乳香树 *Boswellia carterii* Birdw. 及同属植物 *Boswellia bhaw-dajiana* Birdw. 树皮渗出的树脂。分为索马里乳香和埃塞俄比亚乳香，每种乳香又分为乳香珠和原乳香。

【性味与归经】辛、苦，温。归心、肝、脾经。

【功能与主治】活血定痛，消肿生肌。用于胸痹心痛，胃脘疼痛，痛经经闭，产后瘀阻，癥瘕腹痛，风湿痹痛，筋脉拘挛，跌仆损伤，痈肿疮疡。

【用法与用量】煎汤或入丸散，3～5g；外用适量，研末调敷。

【注意】孕妇及胃弱者慎用。

【贮藏】置阴凉干燥处。

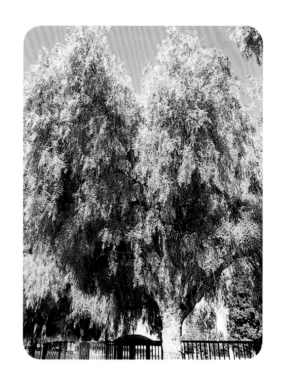

没药
mò yào

没药散瘀又定痛，
血瘀气滞易见功。
跌打损伤常肿痛，
消肿生肌功独崇，
孕妇胃弱应慎用。

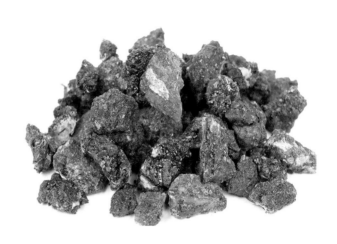

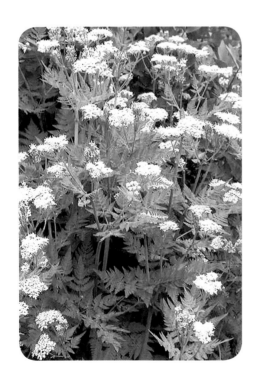

本品为橄榄科植物地丁树 *Commiphora myrrha* Engl. 或哈地丁树 *Commiphora molmol* Engl. 的干燥树脂。分为天然没药和胶质没药。

【性味与归经】辛、苦，平。归心、肝、脾经。

【功能与主治】散瘀定痛，消肿生肌。用于胸痹心痛，胃脘疼痛，痛经经闭，产后瘀阻，癥瘕腹痛，风湿痹痛，跌打损伤，痈肿疮疡。

【用法与用量】3～5g，炮制去油，多入丸散用。

【注意】孕妇及胃弱者慎用。

【贮藏】置阴凉干燥处。

第二节　活血调经药（8种）

dān　shēn
丹 参

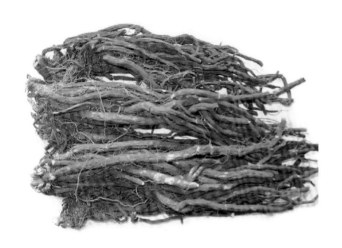

活血祛瘀胸痹舒，
血脉畅通百病驱。
通经止痛治经闭，
癥瘕积聚能消除。
清心除烦治失眠，
凉血消痈治疮毒，
丹参习称反藜芦。

本品为唇形科植物丹参*Salvia miltiorrhiza* Bge. 的干燥根和根茎。春、秋二季采挖，除去泥沙，干燥。

【性味与归经】苦，微寒。归心、肝经。

【功能与主治】活血祛瘀，通经止痛，清心除烦，凉血消痈。用于胸痹心痛，脘腹胁痛，癥瘕积聚，热痹疼痛，心烦不眠，月经不调，痛经经闭，疮疡肿痛。

【用法与用量】10～15g。

【注意】不宜与藜芦同用。

【贮藏】置干燥处。

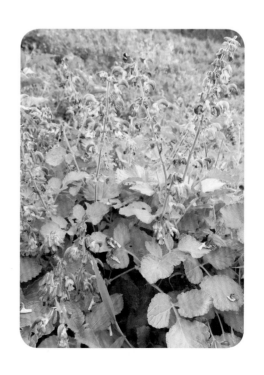

táo rén

桃仁

活血祛瘀治瘀滞，
痛经闭经对证治。
癥瘕痞块能消散，
气血调和病痛止。
润肠通便治便秘，
五仁丸中桃仁济。
止咳平喘治喘咳，
痰瘀互结肺痈治。

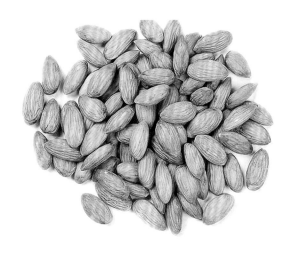

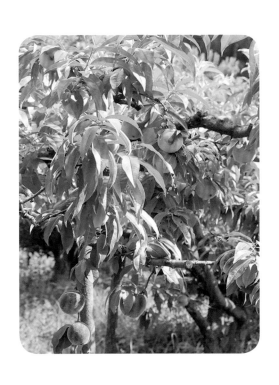

本品为蔷薇科植物桃 *Prunus persica* （L.）Batsch 或山桃 *Prunus davidiana* （Carr.）Franch. 的干燥成熟种子。果实成熟后采收，除去果肉和核壳，取出种子，晒干。

【性味与归经】苦、甘，平。归心、肝、大肠经。

【功能与主治】活血祛瘀，润肠通便，止咳平喘。用于经闭痛经，癥瘕痞块，肺痈肠痈，跌仆损伤，肠燥便秘，咳嗽气喘。

【用法与用量】5～10g。

【注意】孕妇慎用。

【贮藏】置阴凉干燥处，防蛀。

hóng huā
红花

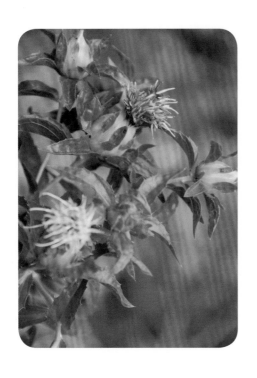

活血通经又止痛，
痛经闭经配川芎。
散瘀消癥治胸痛，
胸痹心痛得轻松。

本品为菊科植物红花 *Carthamus tinctorius* L. 的干燥花。夏季花由黄变红时采摘，阴干或晒干。

【性味与归经】辛，温。归心、肝经。

【功能与主治】活血通经，散瘀止痛。用于经闭，痛经，恶露不行，癥瘕痞块，胸痹心痛，瘀滞腹痛，胸胁刺痛，跌仆损伤，疮疡肿痛。

【用法与用量】3～10g。

【注意】孕妇慎用。

【贮藏】置阴凉干燥处，防潮，防蛀。

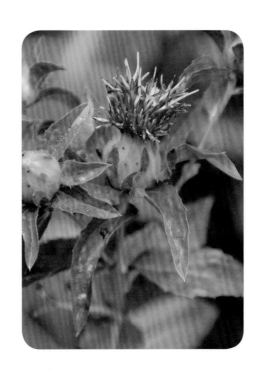

泽兰

zé lán

活血调经月经通，
痛经闭经易见功。
祛瘀消痈能止痛，
内服外敷消瘀肿。
利水消肿治腹水，
水瘀互结渐疏通。

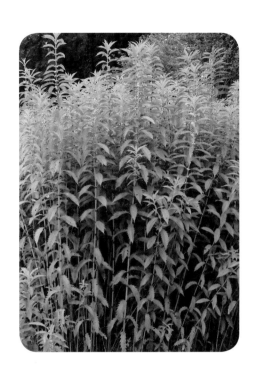

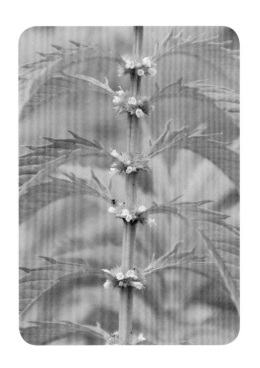

本品为唇形科植物毛叶地瓜儿苗 *Lycopus lucidus* Turcz. var. *hirtus* Regel 的干燥地上部分。夏、秋二季茎叶茂盛时采割，晒干。

【性味与归经】苦、辛，微温。归肝、脾经。

【功能与主治】活血调经，祛瘀消痈，利水消肿。用于月经不调，经闭，痛经，产后瘀血腹痛，疮痈肿毒，水肿腹水。

【用法与用量】6 ~ 12g。

【贮藏】置通风干燥处。

yì mǔ cǎo

益母草

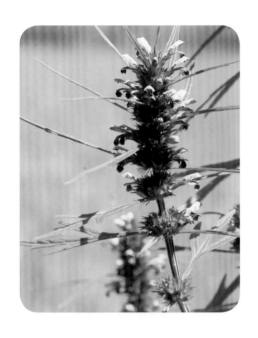

活血调经益母草，
痛经闭经疗效好。
产后恶露易见效，
保护女性有功劳。
利尿消肿治肾炎，
剂量疗程调控好。

本品为唇形科植物益母草 *Leonurus japonicus* Houtt. 的新鲜或干燥地上部分。鲜品春季幼苗期至初夏花前期采割；干品夏季茎叶茂盛、花未开或初开时采割，晒干，或切段晒干。

【性味与归经】苦、辛，微寒。归肝、膀胱经。

【功能与主治】活血调经，利尿消肿，清热解毒。用于月经不调，痛经经闭，恶露不尽，水肿尿少，疮疡肿毒。

【用法与用量】9～30g；鲜品12～40g。

【注意】孕妇慎用。

【贮藏】干益母草置干燥处；鲜益母草置阴凉潮湿处。

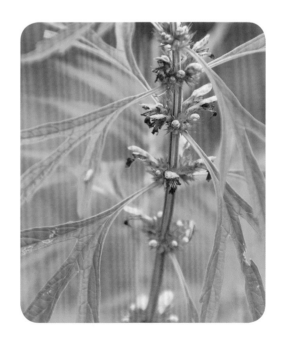

jī xuè téng
鸡血藤

活血补血调月经，
血虚萎黄效亦珍。
调经止痛又舒筋，
痛经闭经渐减轻。
风湿痹痛手足麻，
经脉畅通麻木轻。

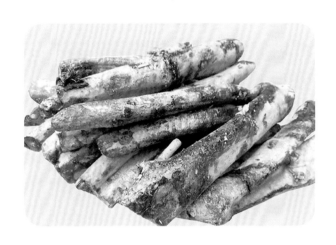

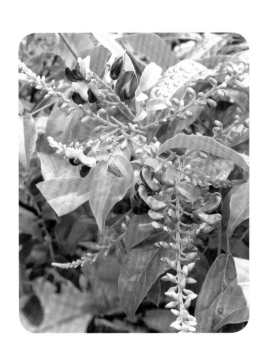

本品为豆科植物密花豆*Spatholobus suberectus* Dunn 的干燥藤茎。秋、冬二季采收，除去枝叶，切片，晒干。

【性味与归经】苦、甘，温。归肝、肾经。

【功能与主治】活血补血，调经止痛，舒筋活络。用于月经不调，痛经，经闭，风湿痹痛，麻木瘫痪，血虚萎黄。

【用法与用量】9～15g。

【贮藏】置通风干燥处，防霉，防蛀。

牛 膝
niú xī

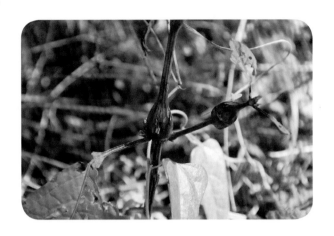

逐瘀通经且通淋，
补益肝肾筋骨盛。
痛经闭经腰膝痛，
筋骨无力服之灵。
引血引药都下行，
妊娠妇女下禁令。

本品为苋科植物牛膝 *Acjyranthes bidentata*
Bl. 的干燥根。冬季茎叶枯萎时采挖，除去
须根和泥沙，捆成小把，晒至干皱后，将顶
端切齐，晒干。

【性味与归经】苦、甘、酸，平。归肝、肾经。

【功能与主治】逐瘀通经，补肝肾，强筋骨，
利尿通淋，引火（血）下行。用于经闭，痛
经，腰膝酸痛，筋骨无力，淋证，水肿，头
痛，眩晕，牙痛，口疮，吐血，衄血。

【用法与用量】5 ~ 12g。

【注意】孕妇慎用。

【贮藏】置阴凉干燥处，防潮。

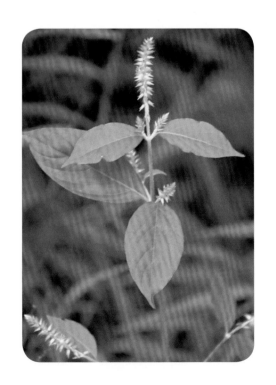

wáng bù liú xíng

王不留行

活血通经血流通，
下乳消胀乳汁涌。
利尿通淋尿畅通，
妊娠妇女要慎用。

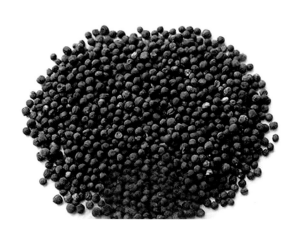

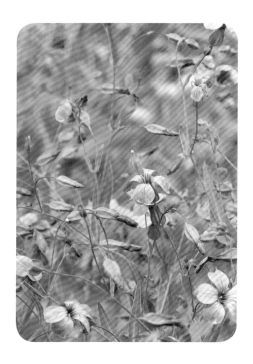

　　本品为石竹科植物麦蓝菜 *Vaccaria segetalis*（Neck.）Garcke 的干燥成熟种子。夏季果实成熟、果皮尚未开裂时采割植株，晒干，打下种子，除去杂质，再晒干。

【性味与归经】苦，平。归肝、胃经。

【功能与主治】活血通经，下乳消肿，利尿通淋。用于经闭，痛经，乳汁不下，乳痈肿痛，淋证涩痛。

【用法与用量】5 ~ 10g。

【注意】孕妇慎用。

【贮藏】置干燥处。

第三节　活血疗伤药（2种）

xuè jié
血竭

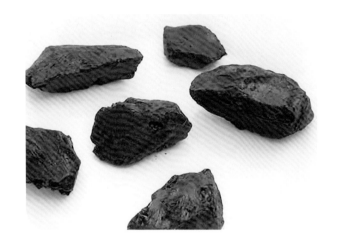

活血化瘀又定痛，
跌打损伤有奇功。
瘀血阻滞心腹痛，
胸痛痛经渐无踪。
外伤出血能立止，
内服外敷多见功。
生肌敛疮为外用，
孕妇慎用不放松。

本品为棕榈科植物麒麟竭 *Da-emonorops draco* Bl. 果实渗出的树脂经加工制成。

【性味与归经】甘、咸，平。归心、肝经。

【功能与主治】活血定痛，化瘀止血，生肌敛疮。用于跌仆损伤，心腹瘀痛，外伤出血，疮疡不敛。

【用法与用量】研末，1～2g，或入丸剂。外用研末撒或入膏药用。

【贮藏】置阴凉干燥处。

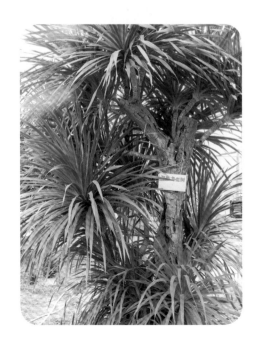

gǔ suì bǔ
骨碎补

补肾强骨响当当，
纵然骨碎敢担纲。
跌打闪挫筋骨伤，
疗伤止痛效果佳。
肾虚耳鸣又耳聋，
改善听力第一桩。

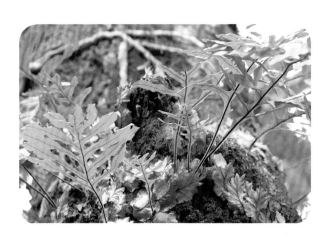

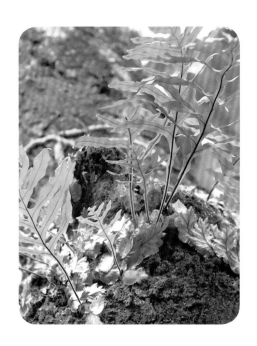

本品为水龙骨科植物槲蕨 *Drynaria fortunei*（Kunze）J. Sm. 的干燥根茎。全年均可采挖，除去泥沙，干燥，或再燎去茸毛（鳞片）。

【性味与归经】苦，温。归肝、肾经。

【功能与主治】疗伤止痛，补肾强骨；外用消风祛斑。用于跌仆闪挫，筋骨折伤，肾虚腰痛，筋骨痿软，耳鸣耳聋，牙齿松动；外治斑秃，白癜风。

【用法与用量】3～9g。

【贮藏】置干燥处。

187

第四节　破血消癥药（3种）

莪术
é　zhú

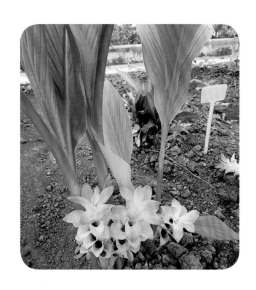

行气破血治癥瘕，
消积止痛功效佳。
胸痹食积配合用，
孕妇经期不用它。

本品为姜科植物蓬莪术 *Curcuma phaeocaulis* Val.、广西莪术 *Curcuma. kwangsiensis* S. G. Lee et C. F. Liang 或温郁金 *Curcuma. wenyujin* Y. H. Chen et C. Ling 的干燥根茎。后者习称"温莪术"。冬季茎叶枯萎后采挖。洗净，蒸或煮至透心，晒干或低温干燥后除去须根和杂质。

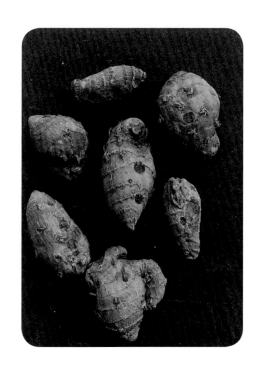

【性味与归经】辛、苦，温。归肝、脾经。

【功能与主治】行气破血，消积止痛。用于癥瘕痞块，瘀血经闭，胸痹心痛，食积胀痛。

【用法与用量】6～9g。

【注意】孕妇禁用。

【贮藏】置干燥处，防蛀。

chuān shān jiǎ

穿山甲

活血消癥治肿痛，通经下乳效一流。

乳汁不通就胀痛，穿山甲配王不留。

药到病除不发愁，产妇服了乳长流。

搜风通络治中风，麻木拘挛易残留。

珍惜山甲控制用，适度保护合潮流。

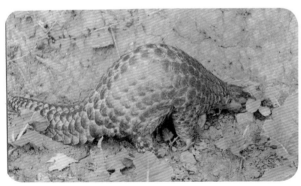

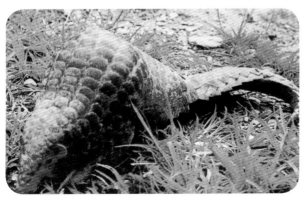

本品为鲮鲤科动物穿山甲 *Manis pentadactyla* Linnaeus 的鳞甲。收集鳞甲，洗净，晒干。

【**性味与归经**】咸，微寒。归肝、胃经。

【**功能与主治**】活血消癥，通经下乳，消肿排脓，搜风通络。用于经闭癥瘕，乳汁不通，痈肿疮毒，风湿痹痛，中风瘫痪，麻木拘挛。

【**用法与用量**】5～10g，一般炮制后用。

【**注意**】孕妇慎用。

【**贮藏**】置干燥处。

水蛭

shuǐ zhì

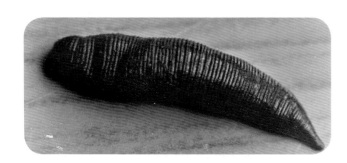

破血通经治经闭，
逐瘀消癥勿过剂。
心血瘀阻心腹痛，
中风偏瘫效可期。
月经过多不敢用，
妊娠妇女要禁忌。

本品为水蛭科动物蚂蟥 *Whitmania pigra* Whitman、水蛭 *Hirudo nipponica* Whitman 或柳叶蚂蟥 *Whitmania acranulata* Whitman 的干燥全体。夏、秋二季捕捉，用沸水烫死，晒干或低温干燥。

【性味与归经】咸、苦，平；有小毒。归肝经。

【功能与主治】破血通经，逐瘀消癥。用于血瘀经闭，癥瘕痞块，中风偏瘫，跌仆损伤。

【用法与用量】1～3g。

【注意】孕妇禁用。

【贮藏】置干燥处，防蛀。

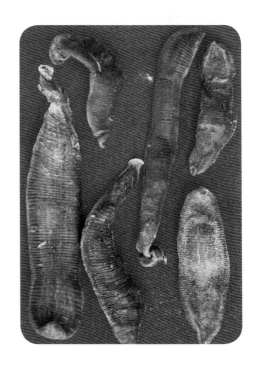

第十三章

化痰止咳平喘药
（22种）

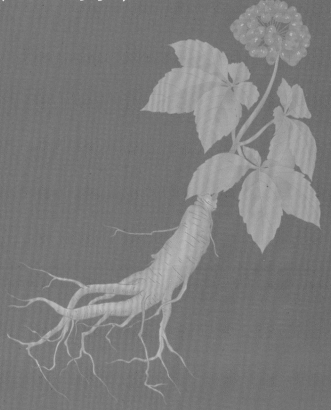

第一节 温化寒痰药（4种）

bàn xià
半 夏

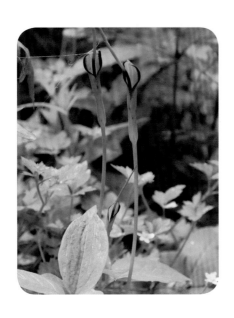

燥湿化痰痰咳净，
湿痰寒痰效尤灵。
痰饮眩悸常选用，
降气止呕治胃病。
消痞散结小陷胸，
消肿止痛外敷灵。
妊娠恶阻要谨慎，
半夏乌头勿相邻。

本品为天南星科植物半夏 *Pinellia ternata* （Thunb）Breit. 的干燥块茎。夏、秋二季采挖，洗净，除去外皮和须根，晒干。

【性味与归经】辛，温；有毒。归脾、胃、肺经。

【功能与主治】燥湿化痰，降逆止呕，消痞散结；外用消肿止痛。用于湿痰寒痰，咳喘痰多，痰饮眩悸，风痰眩晕，痰厥头痛，呕吐反胃，胸脘痞闷，梅核气；外治痈肿痰核。

【用法与用量】内服一般炮制后使用，3～9g。外用适量，磨汁涂或研末以酒调敷患处。

【注意】不宜与川乌、制川乌、草乌、制草乌、附子同用；生品内服宜慎。

【贮藏】置通风干燥处，防蛀。

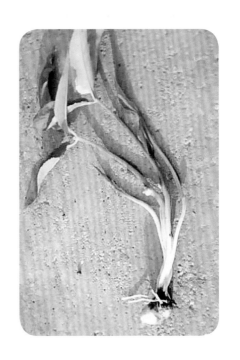

tiān　nán　xīng

天 南 星

散结消肿止疼痛，
外治蛇毒和痈肿。
南星善于祛风痰，
能治癫痫与中风。
生品内服宜谨慎，
妊娠早期应忌用。

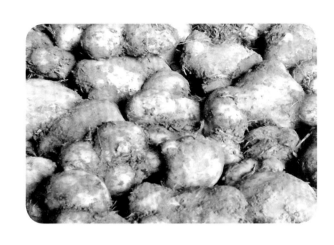

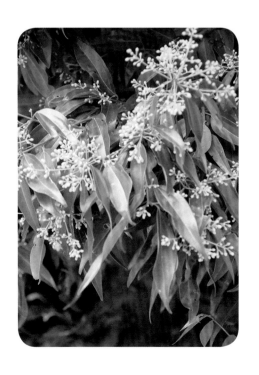

本品为天南星科植物天南星 *Arisaema erubescens*（Wall.）Schott、异叶天南星 *Arisaema heterophyllum* Bl. 或东北天南星 *Arisaema amurense* Maxim. 的干燥块茎。秋、冬二季茎叶枯萎时采挖，除去须根及外皮，干燥。

【性味与归经】苦、辛，温；有毒。归肺、肝、脾经。

【功能与主治】散结消肿。外用治痈肿，蛇虫咬伤。

【用法与用量】外用生品适量，研末以醋或酒调敷患处。

【注意】孕妇慎用；生品内服宜慎。

【贮藏】置通风干燥处，防霉、防蛀。

193

白芥子
bái jiè zǐ

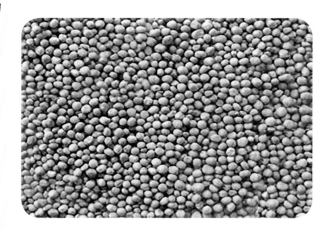

温肺豁痰又利气，
皮里膜外痰开启。
散结通络又止痛，
痰湿流注效可期。
三子养亲为名方，
寒痰咳嗽功效奇。

　　本品为十字花科植物白芥 *Sinapis alba* L. 或芥 *Brassica juncea*（L.）Czern. et Coss. 的干燥成熟种子。前者习称"白芥子"，后者习称"黄介子"。夏末秋初果实成熟时采割植株，晒干，打下种子，除去杂质。

【性味与归经】辛，温。归肺经。

【功能与主治】温肺豁痰利气，散结通络止痛。用于寒痰咳嗽，胸胁胀痛，痰滞经络，关节麻木、疼痛，痰湿流注，阴疽肿毒。

【用法与用量】3～9g。外用适量。

【贮藏】置通风干燥处，防潮。

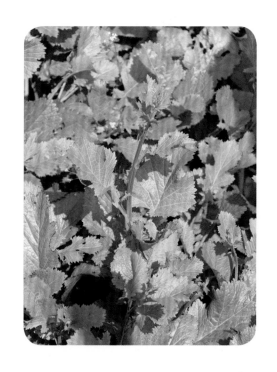

旋覆花
xuán fù huā

诸花主升旋覆降，
降气消痰响当当。
行水止呕胸膈轻，
呕吐噫气敢担纲。
气机上逆咳喘呕，
旋覆代赭善担当。
旋覆性温味甘辛，
劳咳燥嗽忌入方。

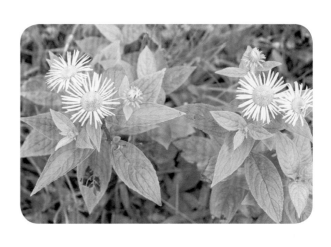

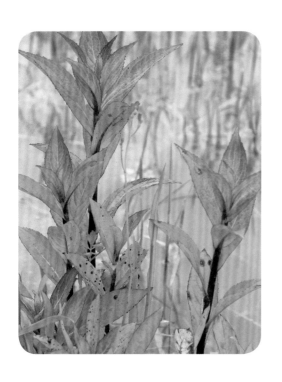

本品为菊科植物旋覆花 *Inula japonica* Thunb. 或欧亚旋覆花 *I. britannica* L. 的干燥头状花序。夏、秋二季花开放时采收，除去杂质，阴干或晒干。

【性味与归经】苦、辛、咸，微温。归肺、胃经。

【功能与主治】降气，消痰，行水，止呕。用于风寒咳嗽，痰饮蓄结，胸膈痞闷，喘咳痰多，呕吐噫气，心下痞硬。

【用法与用量】3 ～ 9g，包煎。

【贮藏】置干燥处，防潮。

第二节　清热化痰药（8种）

zhè bèi mǔ
浙贝母

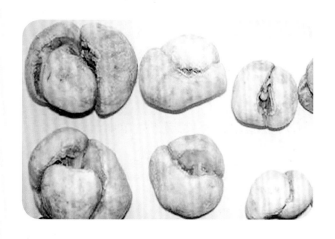

清热化痰止咳强，
痰火咳嗽效尤良。
解毒散结能消痈，
肺痈肠痈乳腺炎。
寒痰湿痰不宜用，
贝母莫与乌头见。

本品为百合科植物浙贝母 *Fritillaria thunbergii* Miq. 的干燥鳞茎。初夏植株枯萎时采挖，洗净。大小分开，大者除去芯芽，习称"大贝"；小者不去芯芽，习称"珠贝"。分别撞擦，除去外皮，拌以煅过的贝壳粉，吸去擦出的浆汁，干燥；或取鳞茎，大小分开，洗净，除去芯芽，趁鲜切成厚片，洗净，干燥，习称"浙贝片"。

【性味与归经】苦，寒。归肺、心经。

【功能与主治】清热化痰止咳，解毒散结消痈。用于风热咳嗽，痰火咳嗽，肺痈，乳痈，瘰疬，疮毒。

【用法与用量】5～10g。

【注意】不宜与川乌、制川乌、草乌、制草乌、附子同用。

【贮藏】置干燥处，防蛀。

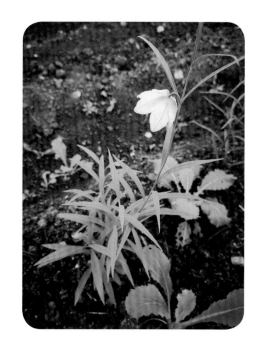

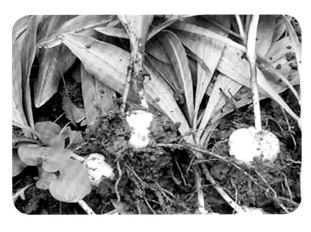

川 贝 母

清热润肺又止咳，
干咳燥咳皆适合。
化痰散结又消肿，
善治肺痈肺结核。
节省药源研粉吞，
乌附贝母互相克。

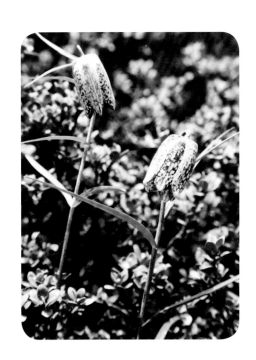

本品为百合科植物川贝母 *Fritillaria cirrhosa* D. Don、暗紫贝母 *Fritillaria unibracteata* Hsiao et K. C. Hsia、甘肃贝母 *Fritillaria przewaZskii* Maxim.、麓涵梦贝母 *Fritillaria delavayi* Franch.、太白贝母 *Fritilla taipaie-nsis* P. Y. Li 或瓦布贝母 *Fritillaria unibracteata* Hsiao et K. C. Hsia var. wabuensis（S. Y. Tang et S. C. Yue）Z. D. Liu，S. Wang et S. C. Chen 的干燥鳞茎。按性状不同分别习称"松贝""青贝""炉贝"和"栽培品"。夏、秋二季或积雪融化后采挖，去须根、粗皮及泥沙，晒干或低温干燥。

【性味与归经】苦、甘，微寒。归心经。

【功能与主治】清热润肺，化痰止咳，散结消痈。用于肺热燥咳，干咳少痰，阴虚劳嗽，痰中带血，瘰疬，乳痈，肺痈。

【用法与用量】3 ~ 10g；研粉冲服，每次1 ~ 2g。

【注意】不宜与川乌、制川乌、草乌、制草乌、附子同用。

【贮藏】置通风干燥处，防蛀。

guā lóu

瓜蒌

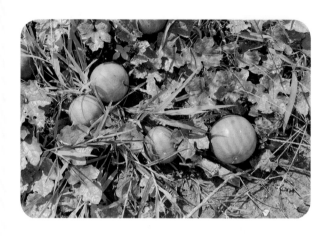

清热涤痰治热咳，
黄痰黏稠尤适合。
宽胸散结治胸痹，
瓜蒌薤白服之安。
润燥滑肠治便秘，
瓜蒌乌头互相叛。

本品为葫芦科植物栝楼 *Trichosanthes kirilowii* Maxim. 或双边栝楼 *Trichosanthes rosthornii* Harms 的干燥成熟果实。秋季果实成熟时，连果梗剪下，置通风处阴干。

【性味与归经】甘、微苦，寒。归肺、胃、大肠经。

【功能与主治】清热涤痰，宽胸散结，润燥滑肠。用于热咳嗽，痰浊黄稠，胸痹心痛，结胸痞满，乳痈、肺痈、肠痈，大便秘结。

【用法与用量】9～15g。

【注意】不宜与川乌、制川乌、草乌、制草乌、附子同用。

【贮藏】置阴凉干燥处，防霉，防蛀。

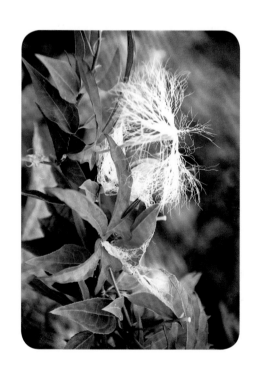

竹茹

zhú rú

清热化痰又除烦，
胆火夹痰有功效。
痰黄质稠咳嗽多，
惊悸失眠效不凡。
胃热呕吐为要药，
姜汁炙用功效好。

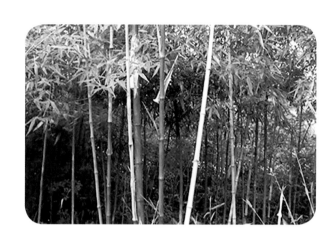

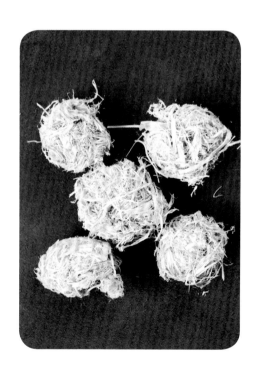

本品为禾本科植物青秆竹 *Bambusa tuldoides* Munro、大头典竹 *Sinocalamus beecheyanus*（Munro）McClure var. *pubescens* P. F. Li 或淡竹 *Phyllostachys nigra*（hodd.）Munro var. *henonis*（Mitf.）Stapf ex Rendle 的茎秆的干燥中间层。全年均可采制，取新鲜茎，除去外皮，将稍带绿色的中间层刮成丝条，或削成薄片，捆扎成束，阴干。前者称"散竹茹"，后者称"齐竹茹"。

【性味与归经】甘，微寒。归肺、胃、心、胆经。

【功能与主治】清热化痰，除烦，止呕。用于痰热咳嗽，胆火夹痰，惊悸不宁，心烦失眠，中风痰迷，舌强不语，胃热呕吐，妊娠恶阻，胎动不安。

【用法与用量】5～10g。

【贮藏】置干燥处，防霉，防蛀。

qián hú

前 胡

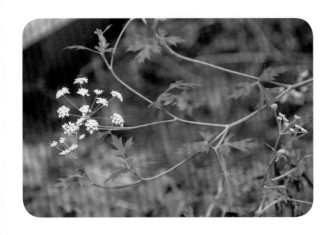

苦辛微寒归肺经，
降气化痰喘满轻。
热痰黄稠效亦珍，
散风清热止咳嗽，
风热咳痰易减轻。

本品为伞形科植物白花前胡 *Peucedanum praeruptorum* Dunn 的干燥根。冬季至次春茎叶枯萎或未抽花茎时采挖，除去须根，洗净，晒干或低温干燥。

【性味与归经】苦、辛，微寒。归肺经。

【功能与主治】降气化痰，散风清热。用于痰热喘满，咳痰黄稠，风热咳嗽痰多。

【用法与用量】3～10g。

【贮藏】置阴凉干燥处，防霉，防蛀。

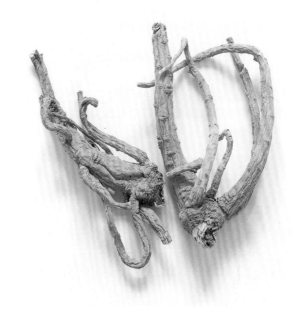

桔 梗

宣肺利咽治咽痛，
祛痰排脓治肺痈。
咳嗽痰多常选用，
胸闷不畅易见功。
载药上行如舟楫，
气机上逆应慎用。

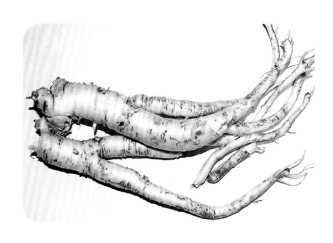

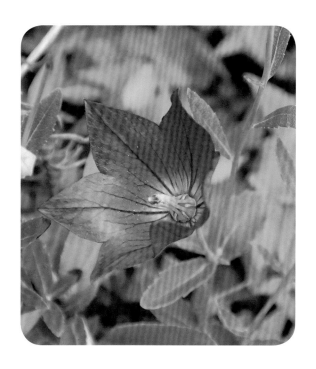

本品为桔梗科植物桔梗*Platycodon grandiflorum*（Jacq.）A. DC. 的干燥根。春、秋二季采挖，洗净，除去须根，趁鲜剥去外皮或不去外皮，干燥。

【性味与归经】苦、辛，平。归肺经。

【功能与主治】宣肺，利咽，祛痰，排脓。用于咳嗽痰多，胸闷不畅，咽痛音哑，肺痈吐脓。

【用法与用量】3～10g。

【贮藏】置通风干燥处，防蛀。

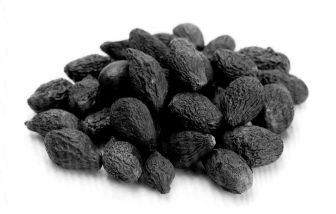

pàng dà hǎi

胖大海

清热润肺功效好，
利咽开音效可靠。
肺热声哑易见效，
咽喉干痛疗效高。
润肠通便泄热结，
头痛目赤随之瘳。

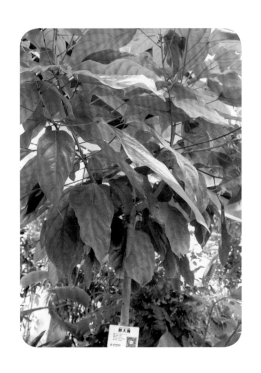

本品为梧桐科植物胖大海 *Sterculia lych-nophora* Hance 的干燥成熟种子。

【性味与归经】甘，寒。归肺、大肠经。

【功能与主治】清热润肺，利咽开音，润肠通便。用于肺热声哑，干咳无痰，咽喉干痛，热结便闭，头痛目赤。

【用法与用量】2～3枚，沸水泡服或煎服。

【贮藏】置干燥处，防霉，防蛀。

hǎi zǎo
海藻

软坚散结又消痰，
瘿瘤瘰疬有功效。
睾丸肿胀常坠痛，
橘核元胡肿痛消。
痰饮水肿配合用，
海藻甘草不同方。

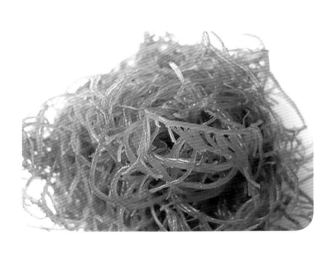

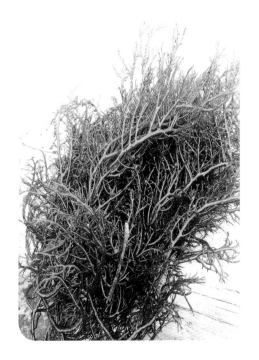

本品为马尾藻科植物海蒿子 *Sargassum pallidum*（Turn.）C.Ag. 或羊栖菜 *Sargassum fusiforme*（Harv.）Setch. 的干燥藻体。前者习称"大叶海藻"，后者习称"小叶海藻"。夏、秋二季采捞，除去杂质，洗净，晒干。

【性味与归经】苦、咸，寒。归肝、胃、肾经。

【功能与主治】消痰软坚散结，利水消肿。用于瘿瘤，瘰疬，睾丸肿痛，痰饮水肿。

【用法与用量】6～12g。

【注意】不宜与甘草同用。

【贮藏】置干燥处。

第三节　止咳平喘药（10种）

kǔ xìng rén
——苦杏仁——

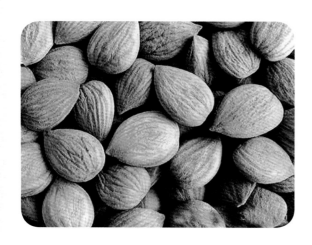

降气止咳又平喘，
咳嗽胸满肺气宣。
润肠通便五仁丸，
药有小毒讲安全。

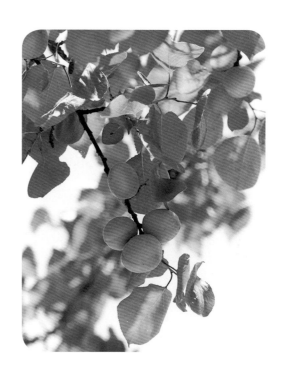

　　本品为蔷薇科植物山杏 *Prunus armeniaca* L. var. ansu Maxim.、西伯利亚杏 *Prunus sibirica* L.、东北杏 *Prunus mandshurica*（Maxim.）Koehne 或杏 *Prunus armeniaca* L. 的干燥成熟种子。夏季采收成熟果实，除去果肉和核壳，取出种子，晒干。

【性味与归经】苦，微温；有小毒。归肺、大肠经。

【功能与主治】降气止咳平喘，润肠通便。用于咳嗽气喘，胸满痰多，肠燥便秘。

【用法与用量】5～10g，生品入煎剂后下。

【注意】内服不宜过量，以免中毒。

【贮藏】置阴凉干燥处，防蛀。

ZǏ SŪ ZǏ
紫苏子

降气化痰平喘良，
止咳润肠且通便。
肺燥肠燥配杏仁，
咳嗽便秘效易见。

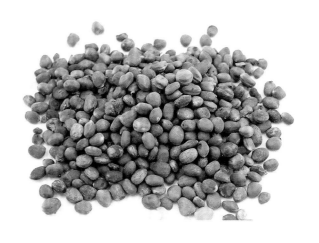

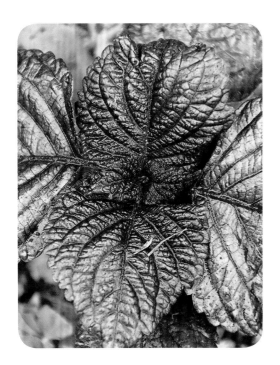

本品为唇形科植物紫苏 *Perilla frutescens* （L.）Britt. 的干燥成熟果实。秋季果实成熟时采收，除去杂质，晒干。

【性味与归经】辛，温。归肺经。

【功能与主治】降气化痰，止咳平喘，润肠通便。用于痰壅气逆，咳嗽气喘，肠燥便秘。

【用法与用量】3 ~ 10g。

【贮藏】置通风干燥处，防蛀。

bǎi bù

百部

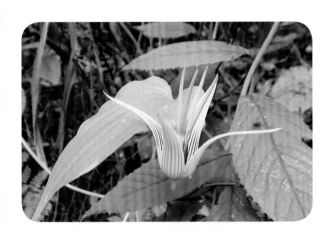

润肺下气又止咳，
新久咳嗽均适合。
杀虫灭虱治结核，
蜜炙百部治劳咳。

本品为百部科植物直立百部 *Stemona sessilifolia*（Miq.）Miq.、蔓生百部 *Stemona japonica*（Bl.）Miq. 或对叶百部 *Stemona tuberosa* Lour. 的干燥块根。春、秋二季采挖，除去须根，洗净，置沸水中略烫或蒸至无白心，取出，晒干。

【性味与归经】甘、苦，微温。归肺经。

【功能与主治】润肺止咳，杀虫灭虱。用于新久咳嗽，肺痨咳嗽，顿咳；外用于头虱，体虱，蛲虫病，阴痒。蜜百部润肺止咳，用于阴虚劳嗽。

【用法与用量】3～9g。外用适量，水煎或酒浸。

【贮藏】置通风干燥处，防潮。

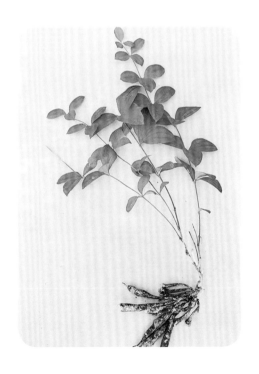

kuǎn dōng huā

款 冬 花

润肺下气又止咳，
肺寒咳喘更适合。
温润不燥性平和，
配上紫菀治痰咳。
千里光碱肝毒性，
久服伤肝万不可。

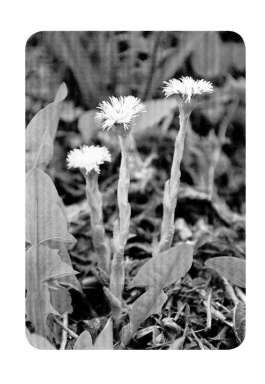

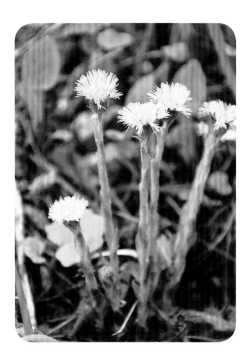

　　本品为菊科植物款冬 *Tussilago farfara* L. 的干燥花蕾。12月或地冻前当花尚未出土时采挖，除去花梗和泥沙，阴干。

【性味与归经】辛、微苦，温。归肺经。

【功能与主治】润肺下气，止咳化痰。用于新久咳嗽，喘咳痰多，劳嗽咳血。

【用法与用量】5～10g。

【贮藏】置干燥处，防潮，防蛀。

pí · pa · yè

枇杷叶

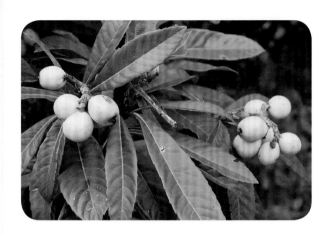

清肺止咳平喘急，
和胃止呕降呃逆。
胃热烦热又呕逆，
配上黄芩为上策。

本品为蔷薇科植物枇杷 *Eriobotrya japo-nica*（Thunb.）Lindl. 的干燥叶。全年均可采收，晒至七八成干时，扎成小把，再晒干。

【性味与归经】苦，微寒。归肺、胃经。

【功能与主治】清肺止咳，降逆止呕。用于肺热咳嗽，气逆喘急，胃热呕逆，烦热口渴。

【用法与用量】6～10g。

【贮藏】置干燥处。

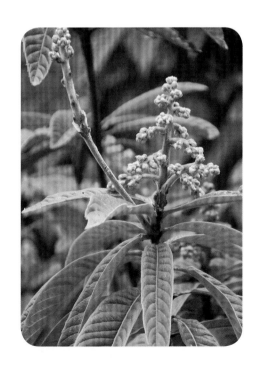

sāng bái pí
桑白皮

泻肺平喘利水强，
肺热咳喘服之良。
肌肤水肿且胀满，
面目浮肿效易见。

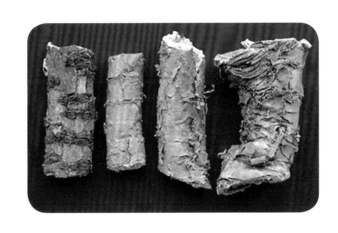

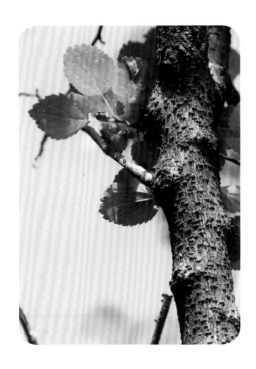

　　本品为桑科植物桑 *Morus alba* L. 的
干燥根皮。秋末叶落时至次春发芽前采
挖根部，刮去黄棕色粗皮，纵向剖开，
剥取根皮，晒干。

【性味与归经】甘，寒。归肺经。

【功能与主治】泻肺平喘，利水消肿。
用于肺热喘咳，水肿胀满尿少，面目
肌肤浮肿。

【用法与用量】6 ~ 12g。

【贮藏】置通风干燥处，防潮，防蛀。

葶苈子

tíng lì zǐ

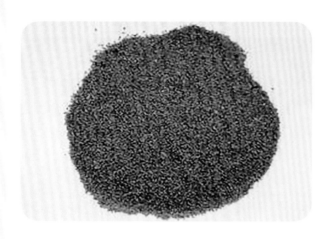

泻肺平喘治咳喘，
痰涎壅肺效卓越。
行水消肿救心衰，
胸水腹水渐渐消。

本品为十字花科植物播娘蒿 *Descuraina sophia* (L.) Webb. ex Prantl. 或独行菜 *Lepidiunm apetalum* Willd. 的干燥成熟种子。前者习称"南葶苈子"，后者习称"北葶苈子"。夏季果实成熟时采割植株，晒干，搓出种子，除去杂质。

【性味与归经】辛、苦，大寒。归肺、膀胱经。

【功能与主治】泻肺平喘，行水消肿。用于痰涎壅肺，喘咳痰多，胸胁胀满，不得平卧，胸腹水肿，小便不利。

【用法与用量】3～10g，包煎。

【贮藏】置干燥处。

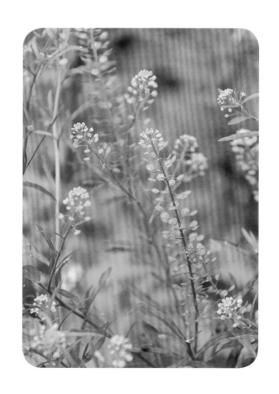

紫菀
zǐ wǎn

润肺止咳又化痰，
久咳不愈亦有效。
紫菀款冬功相仿，
两药同用增疗效。
紫菀祛痰作用强，
镇咳作用相对弱。

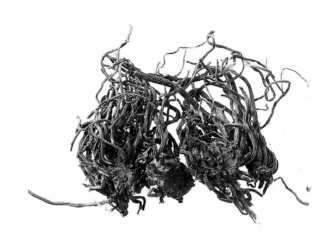

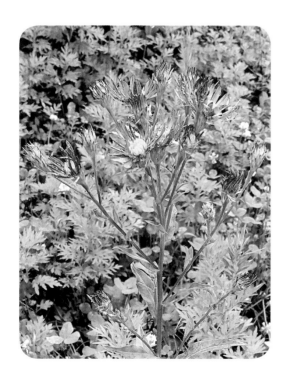

　　本品为菊科植物紫菀 *Aster tataricus* L. f. 的干燥根和根茎。春、秋二季采挖，除去有节的根茎（习称"母根"）和泥沙，编成辫状晒干，或直接晒干。

【**性味与归经**】辛、苦，温。归肺经。

【**功能与主治**】润肺下气，消痰止咳。用于痰多喘咳，新久咳嗽，劳嗽咳血。

【**用法与用量**】5 ~ 10g。

【**贮藏**】置阴凉干燥处，防潮。

bái guǒ
白果

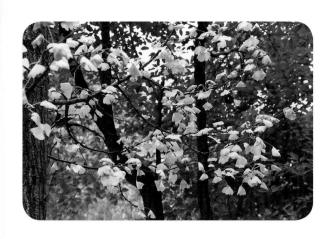

银杏种子果入药，
敛肺定喘且化痰。
久咳虚喘疗效好，
止带缩尿功效高。
白果有毒量斟酌，
活血化瘀银杏叶，
通络止痛有特效。

本品为银杏科植物银杏 *Ginkgo biloba* L. 的干燥成熟种子。秋季种子成熟时采收，除去肉质外种皮，洗净，稍蒸或略煮后，烘干。

【性味与归经】甘、苦、涩，平；有毒。归肺、肾经。

【功能与主治】敛肺定喘，止带缩尿。用于痰多喘咳，带下白浊，遗尿尿频。

【用法与用量】5～10g。

【注意】生食有毒。

【贮藏】置通风干燥处。

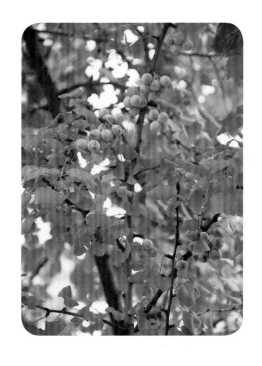

luó hàn guǒ
罗汉果

清热润肺治燥咳，
利咽开音咽不干。
咽痛失音较适合，
滑肠通便效突出。

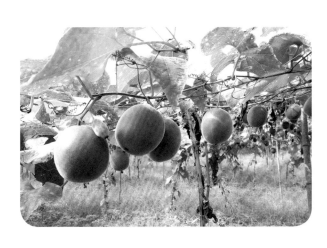

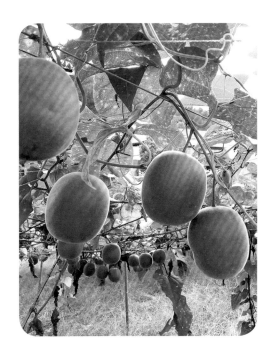

本品为葫芦科植物罗汉果 *Siraitia grosvenorii*（Swingle）C. Jeffrey ex A. M. Lu et Z. Y. Zhang 的干燥果实。秋季果实由嫩绿色变深绿色时采收，晾数天后，低温干燥。

【性味与归经】甘，凉。归肺、大肠经。

【功能与主治】清热润肺，利咽开音，滑肠通便。用于肺热燥咳，咽痛失音，肠燥便秘。

【用法与用量】9 ～ 15g。

【贮藏】置干燥处，防霉，防蛀。

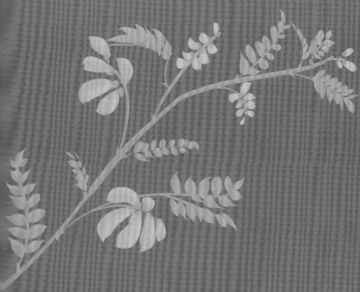

第十四章

安神药
（8种）

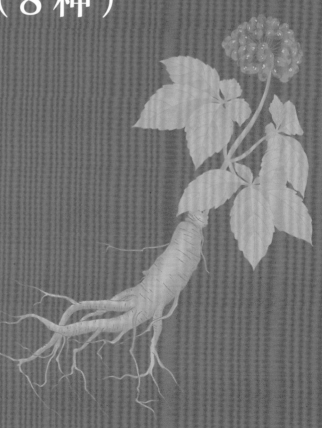

第一节　重镇安神药（2种）

zhū　　shā
朱 砂

清心镇惊又安神，明目解毒要较真。

心悸易惊不选用，失眠多梦少接近。

癫痫发狂不轻信，小儿惊风找原因。

视物昏花磁朱丸，肝肾毒性要留神。

矿物颜料性稳定，永不退色红艳艳。

朱砂本是硫化汞，利弊得失须区分。

 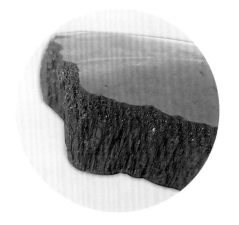

　　本品为硫化物类矿物辰砂族辰砂，主含硫化汞（HgS）。采挖后，选取纯净者，用磁铁吸净含铁的杂质，再用水淘去杂石和泥沙。

【功能与主治】清心镇惊，安神，明目，解毒。用于心悸易惊，失眠多梦，癫痫发狂，小儿惊风，视物昏花，口疮，喉痹，疮疡肿毒。

【用法与用量】0.1～0.5g，多入丸散服，不宜入煎剂。外用适量。

【注意】本品有毒，不宜大量服用，也不宜少量久服；孕妇及肝肾功能不全者禁用。

【贮藏】置干燥处。

_{cí} _{shí}
磁 石

镇惊安神治惊悸，
平肝潜阳降压奇。
聪耳明目左慈丸，
肾虚气喘入方剂。

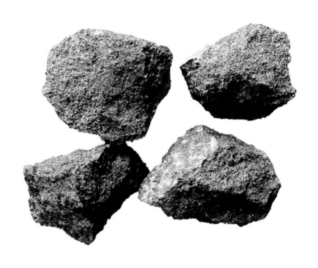

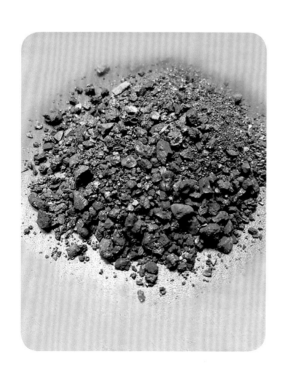

本品为氧化物类矿物尖晶石族磁铁矿，主含四氧化三铁（Fe_3O_4）。采挖后，除去杂石。

【性味与归经】咸，寒。归肝、心、肾经。

【功能与主治】镇惊安神，平肝潜阳，聪耳明目，纳气平喘。用于惊悸失眠，头晕目眩，视物昏花，耳鸣耳聋，肾虚气喘。

【用法与用量】9～30g，先煎。

【贮藏】置干燥处。

第二节　养心安神药（6种）

suān zǎo rén
—— 酸枣仁 ——

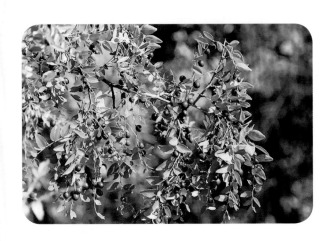

养心补肝宁心神，
虚烦失眠效可信。
惊悸多梦易见效，
睡眠改善精神振。
体虚多汗易伤阴，
敛汗生津保阴津，
久服养护精气神。

本品为鼠李科植物酸枣 *Ziziphus jujuba* Mill. var. *spinsa*（Bunge）Hu ex H. F. Chou 的干燥成熟种子。秋末冬初采收成熟果实，除去果肉和核壳，收集种子，晒干。

【性味与归经】甘、酸，平。归肝、胆、心经。

【功能与主治】养心补肝，宁心安神，敛汗，生津。用于虚烦不眠，惊悸多梦，体虚多汗，津伤口渴。

【用法与用量】10～15g。

【贮藏】置阴凉干燥处，防蛀。

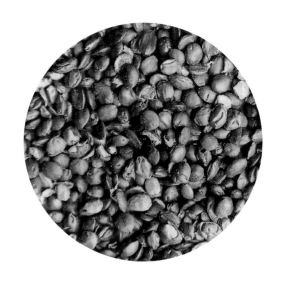

柏子仁
bǎi zǐ rén

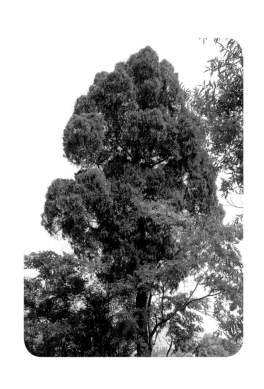

养心安神养阴血，
心悸怔忡为首选。
心血不足易失眠，
柏子养心丸突出。
润肠通便治便秘，
配上苁蓉效卓越。

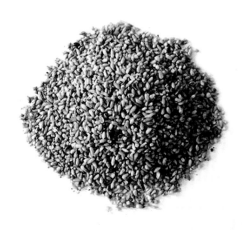

本品为柏科植物侧柏 *Platycladus orientalis*（L.）Franco 的干燥成熟种仁。秋、冬二季采收成熟种子，晒干，除去种皮，收集种仁。

【**性味与归经**】甘，平。归心、肾、大肠经。

【**功能与主治**】养心安神，润肠通便，止汗。用于阴血不足，虚烦失眠，心悸怔忡，肠燥便秘，阴虚盗汗。

【**用法与用量**】3 ～ 10g。

【**贮藏**】置阴凉干燥处，防热，防蛀。

líng zhī
灵芝

补气安神平喘好，
肺虚咳喘疗效高。
心神不宁易失眠，
气短心悸易疲劳。
气血两虚配人参，
养血安神配酸枣。
调节免疫抗疲劳，
久久为功抗衰老。

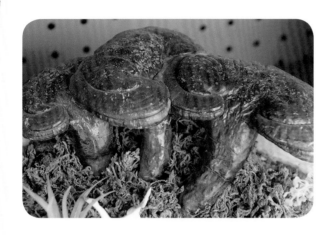

本品为多孔菌科真菌赤芝 *Ganoderma lucidum*（Leyss. ex Fr.）Karst. 或紫芝 *Ganoderyna sinense* Zhao，Xu et Zhang 的干燥子实体。全年采收，除去杂质，剪除附有朽木、泥沙或培养基质的下端菌柄，阴干或在 40～50℃烘干。

【性味与归经】甘，平。归心、肺、肝、肾经。

【功能与主治】补气安神，止咳平喘。用于心神不宁，失眠心悸，肺虚咳喘，虚劳短气，不思饮食。

【用法与用量】6～12g。

【贮藏】置干燥处，防霉，防蛀。

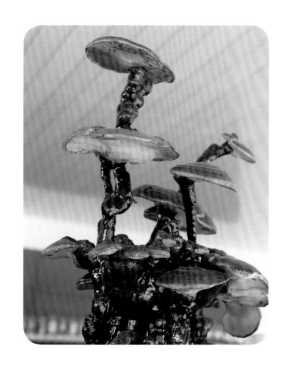

首乌藤

shǒu wū téng

养血安神宁心神，
睡眠改善心神宁。
祛风通络治痹痛，
皮肤瘙痒渐减轻。

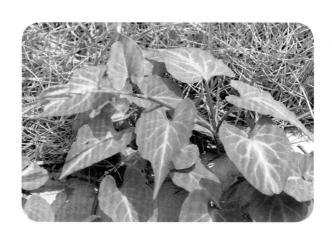

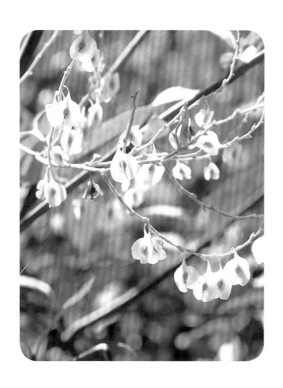

　　本品为蓼科植物何首乌 *Polygonum multiflorum* Thunb. 的干燥藤茎。秋、冬二季采割，除去残叶，捆成把或趁鲜切段，干燥。

【性味与归经】 甘，平。归心、肝经。

【功能与主治】 养血安神，祛风通络。用于失眠多梦，血虚身痛，风湿痹痛，皮肤瘙痒。

【用法与用量】 9～15g。外用适量，煎水洗患处。

【贮藏】 置干燥处。

合欢皮

hé huān pí

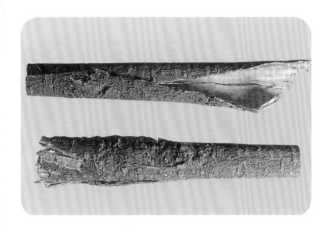

解郁安神药难求，
忧郁失眠愁加愁。
解忧安神求合欢，
一举两得高一筹。
跌打伤痛难入眠，
活血消肿眠无忧。

本品为豆科植物合欢 *Albizia julibrissin* Durazz. 的干燥树皮。夏、秋二季剥取，晒干。

【性味与归经】甘，平。归心、肝、肺经。

【功能与主治】解郁安神，活血消肿。用于心神不安，忧郁失眠，肺痈，疮肿，跌仆伤痛。

【用法与用量】6～12g。外用适量，研末调敷。

【贮藏】置通风干燥处。

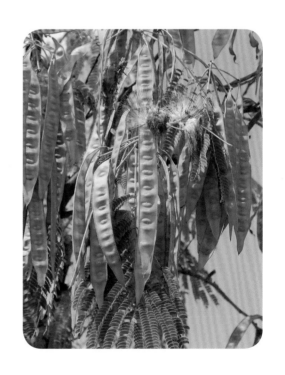

yuǎn zhì
远 志

安神益智心肾通，
善治失眠与多梦。
祛痰能使痰不稠，
乳房肿痛常选用。

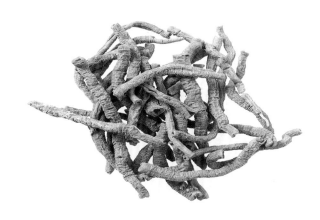

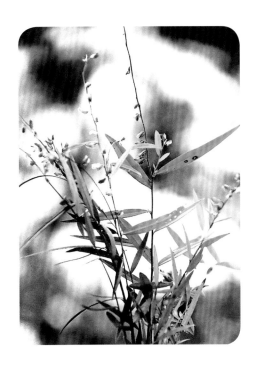

　　本品为远志科植物远志 *Polygala tenuifolia* Willd. 或卵叶远志 *Polygala sibirica* L. 的干燥根。春、秋二季采挖，除去须根和泥沙，晒干。

【性味与归经】苦、辛，温。归心、肾、肺经。

【功能与主治】安神益智，交通心肾，祛痰，消肿。用于心肾不交引起的失眠多梦、健忘惊悸、神志恍惚，咳痰不爽，疮疡肿毒，乳房肿痛。

【用法与用量】3～10g。

【贮藏】置通风干燥处。

第十五章

平肝息风药
（10 种）

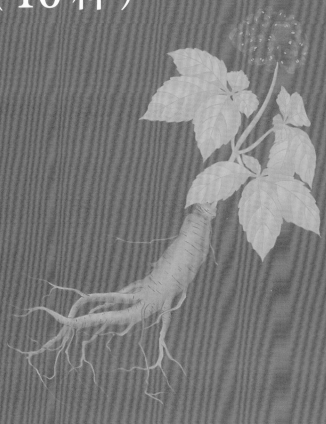

第一节 平抑肝阳药（3种）

shí jué míng
—— 石决明 ——

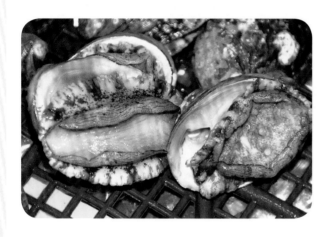

平肝潜阳降血压，
清肝明目视力好。
头目眩晕且昏花，
打碎先煎药力高。

本品为鲍科动物杂色鲍 *Haliotis diversicolor* Reeve、皱纹盘鲍 *Haliotis discus hannai* Ino、羊鲍 *Haliotis ovina* Gmelin、澳洲鲍 *Haliotis tuber*（Leach）、耳鲍 *Haliotis asinina* Linnaeus 或白鲍 *Haliotis laevigata*（Donovan）的贝壳。夏、秋二季捕捞，去肉，洗净，干燥。

【性味与归经】咸，寒。归肝经。

【功能与主治】平肝潜阳，清肝明目。用于头痛眩晕，目赤翳障，视物昏花，青盲雀目。

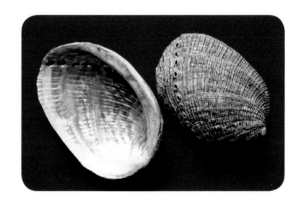

【用法与用量】6～20g，先煎。

【贮藏】置干燥处。

牡蛎

mǔ lì

重镇安神治失眠，
潜阳补阴治晕眩。
软坚散结治瘰疬，
牡蛎煅后能收敛。
止汗止遗止崩漏，
胃酸过多真灵验。

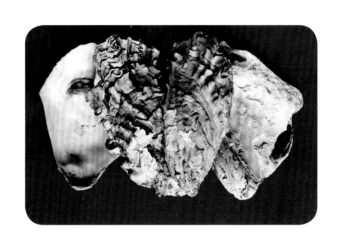

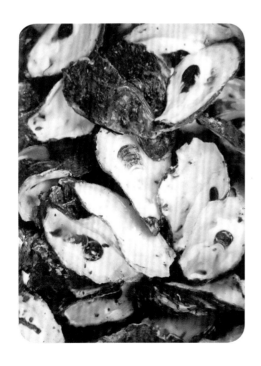

本品为牡蛎科动物长牡蛎 Ostrea gigas Thunberg、大连湾牡蛎 Ostrea talienwhanensis Crosse 或近江牡蛎 Ostrea rivularis Gould 的贝壳。全年均可捕捞，去肉，洗净，晒干。

【性味与归经】咸，微寒。归肝、胆、肾经。

【功能与主治】重镇安神，潜阳补阴，软坚散结。用于惊悸失眠，眩晕耳鸣，瘰疬痰核，癥瘕痞块。煅牡蛎收敛固涩，制酸止痛。用于自汗盗汗，遗精滑精，崩漏带下，胃痛吞酸。

【用法与用量】9～30g，先煎。

【贮藏】置干燥处。

^{zhě shí}
赭石

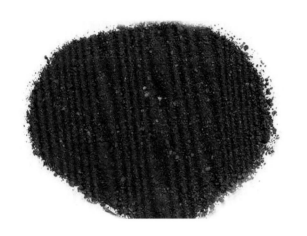

平肝潜阳功效高，
配上牛膝降压好。
重镇降逆治呃逆，
旋覆赭石疗效妙。
凉血止血宜煅用，
吐衄崩漏显功效。

本品为氧化物类矿物刚玉族赤铁矿，主含三氧化二铁（Fe_2O_3）。采挖后，除去杂石。

【性味与归经】苦，寒。归肝、心经。

【功能与主治】平肝潜阳，重镇降逆，凉血止血。用于眩晕耳鸣，呕吐，噫气，呃逆，喘息，吐血，衄血，崩漏下血。

【用法与用量】9～30g，先煎。

【注意】孕妇慎用。

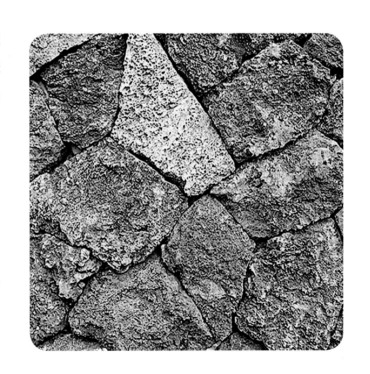

第二节　息风止痉药（7种）

niú　huáng

牛　黄

清心豁痰且开窍，
热病神昏应首选。
凉肝息风又解毒，
惊风抽搐效卓越。
中风痰迷致神昏，
安宫牛黄为一绝。

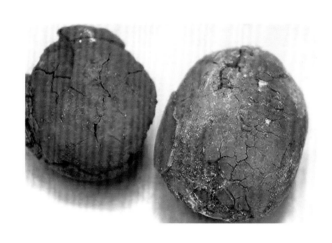

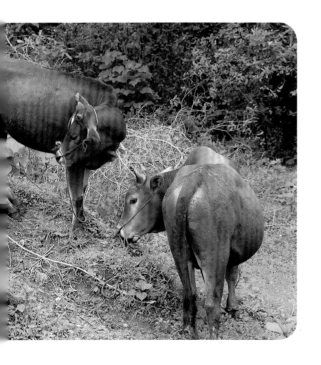

本品为牛科动物牛 *Bos taurus domesticus* Gmelin 的干燥胆结石。宰牛时，如发现有牛黄，即滤去胆汁，将牛黄取出，除去外部薄膜，阴干。

【性味与归经】甘，凉。归心、肝经。

【功能与主治】清心，豁痰，开窍，凉肝，息风，解毒。用于热病神昏，中风痰迷，惊痫抽搐，癫痫发狂，咽喉肿痛，口舌生疮，痈肿疔疮。

【用法与用量】0.15 ～ 0.35g，多入丸散用。外用适量，研末敷患处。

【注意】孕妇慎用。

【贮藏】遮光，密闭，置阴凉干燥处，防潮，防压。

珍珠

zhēn zhū

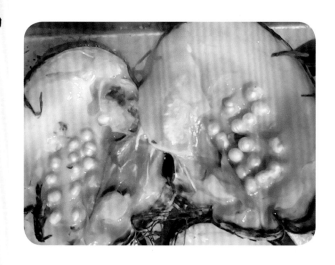

安神定惊抗惊痫，
惊悸失眠疗效高。
惊风癫痫难见效，
明目退翳功效妙。
解毒生肌敛疮疡，
润肤祛斑美容颜，
内服外用渐有效。

本品为珍珠贝科动物马氏珍珠贝 *Pteria martensii*（Dunker）、蚌科动物三角帆蚌 *Hyriopsts cumingii*（Lea）或褶纹冠蚌 *Cristaria plicata*（Leach）等双壳类动物受刺激形成的珍珠。自动物体内取出，洗净，干燥。

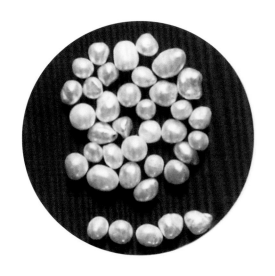

【性味与归经】甘、咸，寒。归心、肝经。

【功能与主治】安神定惊，明目消翳，解毒生肌，润肤祛斑。用于惊悸失眠，惊风癫痫，目赤翳障，疮疡不敛，皮肤色斑。

【用法与用量】0.1 ~ 0.3g，多入丸散用。外用适量。

【贮藏】密闭。

钩 藤

gōu téng

息风定惊治惊痫，
清热平肝降血压。
头痛眩晕且心烦，
小儿惊啼疗效好。

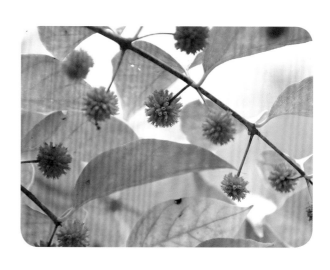

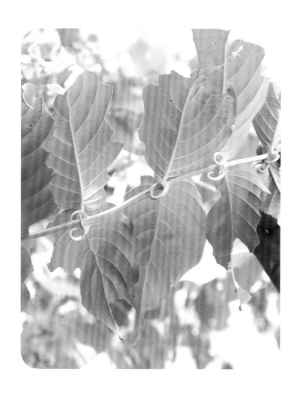

本品为茜草科植物钩藤 Uncaria rhynchophylla（Miq.）Miq. ex Havil.、大叶钩藤 Uncaria macrophylla Wall.、毛钩藤 Uncaria hirsuta Havil.、华钩藤 Uncaria sinensis（Oliv.）Havil. 或无柄果钩藤 Uncaria sessilifructus Roxb. 的干燥带钩茎枝。秋、冬二季采收，去叶，切段，晒干。

【性味与归经】甘，凉。归肝、心包经。

【功能与主治】息风定惊，清热平肝。用于肝风内动，惊痫抽搐，高热惊厥，感冒夹惊，小儿惊啼，妊娠子痫，头痛眩晕。

【用法与用量】3～12g，后下。

【贮藏】置干燥处。

天麻

tiān má

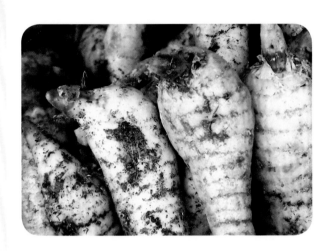

平肝息风又止痉，
惊痫抽搐得安宁。
平抑肝阳治头晕，
祛风通络麻木轻。
天麻质润不耗津，
调节血压益身心。

本品为兰科植物天麻 *Gastrodia elata* Bl. 的干燥块茎。立冬后至次年清明前采挖，立即洗净，蒸透，敞开低温干燥。

【性味与归经】甘，平。归肝经。

【功能与主治】息风止痉，平抑肝阳，祛风通络。用于小儿惊风，癫痫抽搐，破伤风，头痛眩晕，手足不遂，肢体麻木，风湿痹痛。

【用法与用量】3～10g。

【贮藏】置通风干燥处，防蛀。

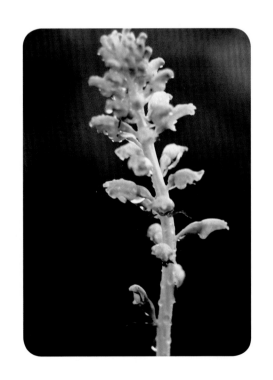

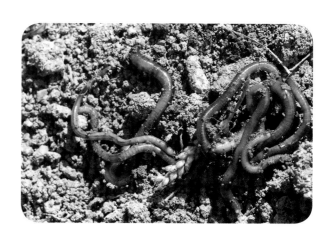

地 龙
dì lóng

清热定惊治惊痫，
高热神昏疗效高。
平喘利尿通络好，
肺热咳喘热痰消。
风湿热痹关节痛，
半身不遂恢复好。

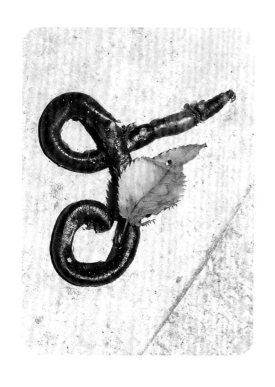

本品为钜蚓科动物参环毛蚓 *Pheretima aspergillum*（E. Perrier）、通俗环毛蚓 *Pheretima vulgaris* Chen、威廉环毛蚓 *Pheretima guillelmi*（Michaelsen）或栉盲环毛蚓 *Pheretima pectinifera* Michaelsen 的干燥体。前一种习称"广地龙"，后3种习称"沪地龙"。广地龙春季至秋季捕捉，沪地龙夏季捕捉，及时剖开腹部，除去内脏和泥沙，洗净，晒干或低温干燥。

【性味与归经】咸，寒。归肝、脾、膀胱经。

【功能与主治】清热定惊，通络，平喘，利尿。用于高热神昏，惊痫抽搐，关节痹痛，肢体麻木，半身不遂，肺热喘咳，水肿尿少。

【用法与用量】5～10g。

【贮藏】置通风干燥处，防霉，防蛀。

全蝎
quán xiē

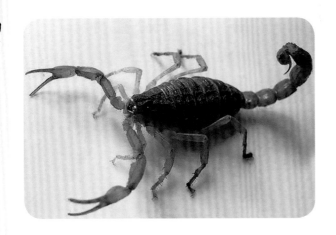

息风镇痉治惊风，
攻毒散结治癌肿。
通络止痛治顽痹，
善治顽固偏头痛。
全蝎有毒易过敏，
血虚孕妇均禁用。

本品为钳蝎科动物东亚钳蝎 *Buthus martensii* Karsch 的干燥体。春末至秋初捕捉，除去泥沙，置沸水或沸盐水中，煮至全身僵硬，捞出，置通风处，阴干。

【性味与归经】辛，平；有毒。归肝经。

【功能与主治】息风镇痉，通络止痛，攻毒散结。用于肝风内动，痉挛抽搐，小儿惊风，中风口㖞，半身不遂，破伤风，风湿顽痹，偏正头痛，疮疡，瘰疬。

【用法与用量】3～6g。

【注意】孕妇禁用。

【贮藏】置干燥处，防蛀。

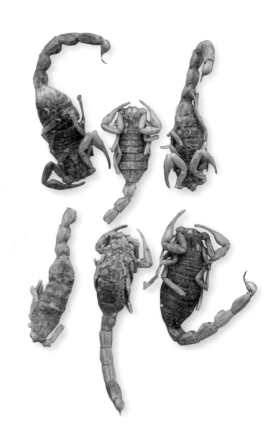

蜈 蚣

wú gōng

息风镇痉治痉挛，
惊风中风头风痊。
通络止痛治顽痹，
攻毒散结瘰疬消。
百足之虫性走窜，
孕妇禁用保安全。

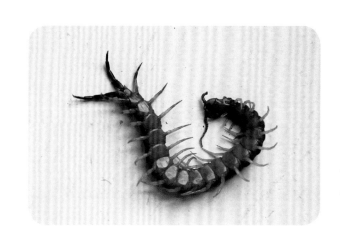

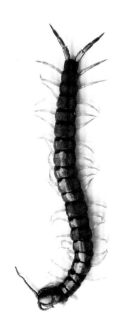

本品为蜈蚣科动物少棘巨蜈蚣 *Scolo-pendra subspinipes* mutilans L. Koch 的 干燥体。春、夏二季捕捉，用竹片插入头尾，绷直，干燥。

【性味与归经】辛，温；有毒。归肝经。

【功能与主治】息风镇痉，通络止痛，攻毒散结。用于肝风内动，痉挛抽搐，小儿惊风，中风口㖞，半身不遂，破伤风，风湿顽痹，偏正头痛，疮疡，瘰疬，蛇虫咬伤。

【用法与用量】3～5g。

【注意】孕妇禁用。

【贮藏】置干燥处，防霉，防蛀。

第十六章

开窍药
（3种）

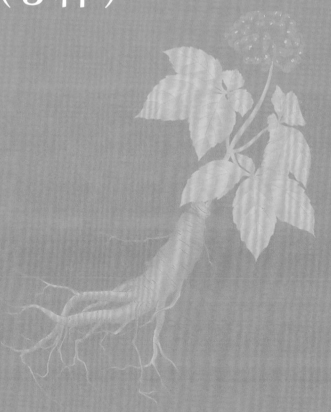

shè xiāng

麝 香

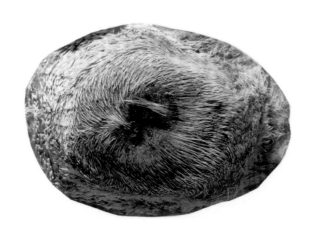

开窍醒神性辛温，
善治中风与神昏。
活血通经又止痛，
胸痹痛经建奇勋。
消肿止痛损胎气，
孕妇禁用保平安。

本品为鹿科动物林麝 *Moschus berezovskii* Flerov、马麝 *Moschus sifanicus* Przewalski 或原麝 *Moschus moschiferus* Linnaeus 成熟雄体香囊中的干燥分泌物。野麝多在冬季至次春猎取，猎获后，割取香囊，阴干，习称"毛壳麝香"；剖开香囊，除去囊壳，习称"麝香仁"。家麝直接从其香囊中取出麝香仁，阴干或用干燥器密闭干燥。

【性味与归经】辛，温。归心、脾经。

【功能与主治】开窍醒神，活血通经，消肿止痛。用于热病神昏，中风痰厥，气郁暴厥，中恶昏迷，经闭，癥瘕，难产死胎，胸痹心痛，心腹暴痛，跌仆伤痛，痹痛麻木，痈肿瘰疬，咽喉肿痛。

【用法与用量】0.03 ~ 0.10g，多入丸散用。外用适量。

【注意】孕妇禁用。

【贮藏】密闭，置阴凉干燥处，遮光，防潮，防蛀。

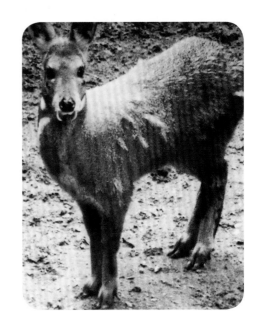

冰 片

开窍醒神逊麝香，
清热止痛显特长。
血脑屏障能穿透，
热病神昏亦相宜。
中风痰厥效明显，
胸痹心痛效尤良。

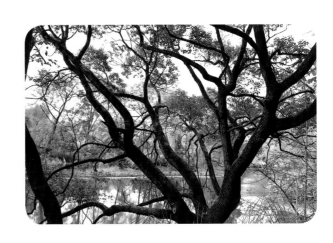

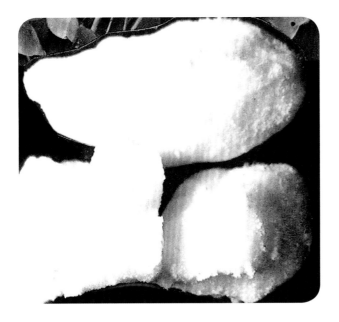

本品为无色透明或白色半透明的片状松脆结晶；气清香，具挥发性，点燃发生浓烟，并有带光的火焰。

【性味与归经】辛、苦，微寒。归心、脾、肺经。

【功能与主治】开窍醒神，清热止痛。用于热病神昏、惊厥，中风痰厥，气郁暴厥，中恶昏迷，胸痹心痛，目赤，口疮，咽喉肿痛，耳道流脓。

【用法与用量】0.15～0.3g，入丸散用。外用研粉点敷患处。

【注意】孕妇慎用。

【贮藏】密封，置凉处。

^{shí} ^{chāng} ^{pú}

石菖蒲

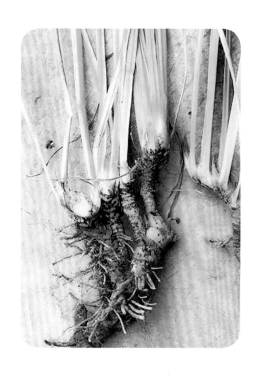

开窍豁痰又醒脑，
神昏癫痫疗效妙。
醒神益智治痴呆，
老年痴呆早用好。
耳鸣耳聋且健忘，
抑郁失眠疗效高。

本品为天南星科植物石菖蒲 *Acorus tata-rinowii* Schott. 的干燥根茎。秋、冬二季采挖，除去须根和泥沙，晒干。

【性味与归经】辛、苦，温。归心、胃经。

【功能与主治】开窍豁痰，醒神益智，化湿开胃。用于神昏癫痫，健忘失眠，耳鸣耳聋，脘痞不饥，噤口下痢。

【用法与用量】3 ~ 10g。

【贮藏】置干燥处，防霉。

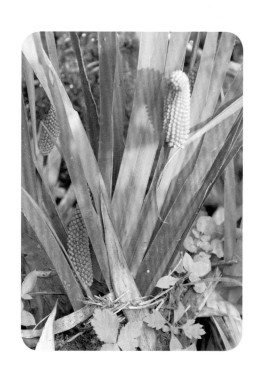

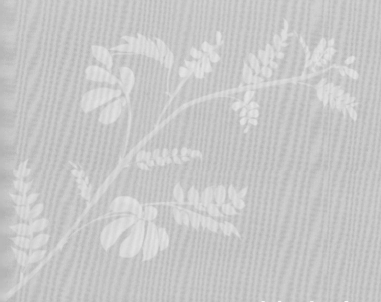

第十七章

补虚药
（41 种）

第一节 补气药（12种）

rén shēn

人参

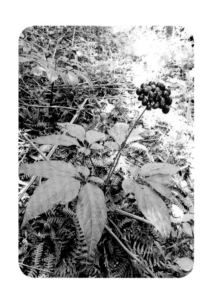

百草之王为人参，积极提振精气神。

大补元气防虚脱，复脉固脱心神振。

体虚欲脱脉微细，惊悸失眠得安宁。

补脾益肺效立见，益气养血治虚羸。

生津养血治消渴，津血亏虚效尤珍。

肺虚喘咳配蛤蚧，藜芦灵脂不相迎。

本品为五加科植物人参 *Panax ginseng* C. A. Mey. 的干燥根和根茎。多于秋季采挖，洗净经晒干或烘干。栽培的俗称"园参"；播种在山林野生状态下自然生长的称"林下山参"，习称"籽海"。

【性味与归经】 甘、微苦，微温。归脾、肺、心、肾经。

【功能与主治】 大补元气，复脉固脱，补脾益肺，生津养血，安神益智。用于体虚欲脱，肢冷脉微，脾虚食少，肺虚喘咳，津伤口渴，内热消渴，气血亏虚，久病虚羸，惊悸失眠，阳痿宫冷。

【用法与用量】 3～9g，另煎兑服；也可研粉吞服，每次2g，每日2次。

【注意】 不宜与藜芦、五灵脂同用。

【贮藏】 置阴凉干燥处，密闭保存，防蛀。

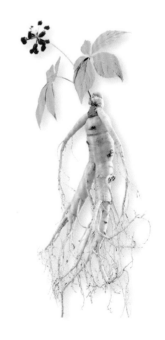

xī yáng shēn

西洋参

益气养阴又生津，
清热除烦精神振。
肺阴不足虚火旺，
劳倦喘咳又烦心。
温病后期气阴虚，
内热消渴效尤珍。
湿热郁火不宜用，
不与藜芦同方阵。

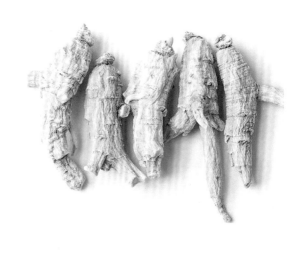

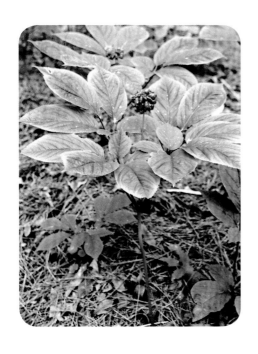

　　本品为五加科植物西洋参 *Pawajc quinquefolium* L. 的干燥根。均系栽培品，秋季采挖，洗净，晒干或低温干燥。

【性味与归经】甘、微苦，凉。归心、肺、肾经。

【功能与主治】补气养阴，清热生津。用于气虚阴亏，虚热烦倦，咳喘痰血，内热消渴，口燥咽干。

【用法与用量】3～6g，另煎兑服。

【注意】不宜与藜芦同用。

【贮藏】置阴凉干燥处，密闭，防蛀。

dǎng shēn
党参

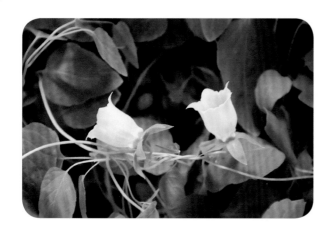

健脾益肺增体能，
补中益气气充盈。
食少倦怠无精神，
咳嗽虚喘效尤珍。
养血生津阴血增，
养护人体精气神。
不燥不腻且甘平，
功似人参差一等。

本品为桔梗科植物党参 *Codonopsis pilosuta*（Franch.）Nannf.、素花党参 *Codonopsis pilosuta* Nannf. var. *modesta*（Nannf.）L. T. Shen 或川党参 *Codonopsis tangshen* Oliv. 的干燥根。秋季采挖，洗净，晒干。

【性味与归经】甘，平。归脾、肺经。

【功能与主治】健脾益肺，养血生津。用于脾肺气虚，食少倦怠，咳嗽虚喘，气血不足，面色萎黄，心悸气短，津伤口渴，内热消渴。

【用法与用量】9～30g。

【注意】不宜与藜芦同用。

【贮藏】置通风干燥处，防蛀。

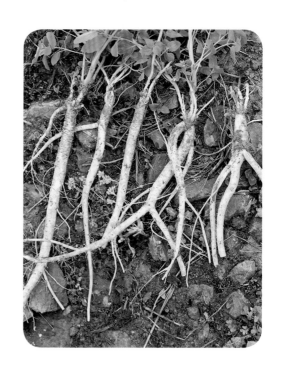

tài zǐ shēn

太子参

益气健脾似党参，
生津润肺似沙参。
脾虚体倦纳食少，
自汗口渴缺精神。
善治病后气阴虚，
滋补脾肺益身心。

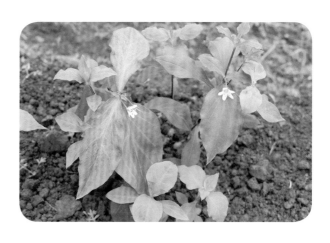

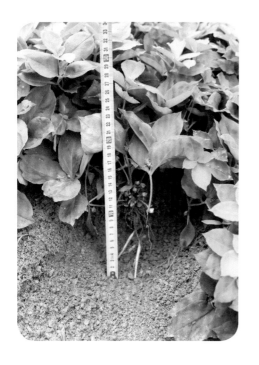

　　本品为石竹科植物孩儿参 *Pseudostellaria heterophylla*（Miq.）Pax ex Pax et Hoffm. 的干燥块根。夏季茎叶大部分枯萎时采挖，洗净，除去须根，置沸水中略烫后晒干或直接晒干。

【性味与归经】甘、微苦，平。归脾、肺经。

【功能与主治】益气健脾，生津润肺。用于脾虚体倦，食欲不振，病后虚弱，气阴不足，自汗口渴，肺燥干咳。

【用法与用量】9～30g。

【贮藏】置通风干燥处，防潮，防蛀。

huáng qí

黄芪

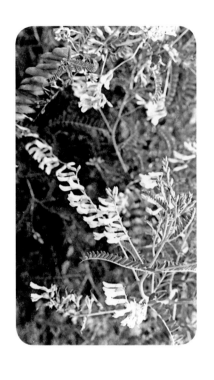

补气升阳举陷佳，首选补中益气汤。

固表止汗肌肤壮，玉屏风散常当家。

肺脾气虚气短促，咳喘痰稀补肺汤。

气虚津亏易消渴，衷中参西玉液汤。

气血两虚面萎黄，常选当归补血汤。

气虚血滞易中风，巧用补阳还五汤。

祛腐生肌善治疮，首选内补黄芪汤。

黄芪全身都是宝，皂苷黄酮多糖藏。

防治三高调免疫，延缓衰老促健康。

表实邪盛暂不用，阴虚阳亢不用它。

本品为豆科植物蒙古黄芪 Astragalus membranaceus (Fisch.)Bge. var. mongholicus (Bge.)Hsiao 或膜荚黄芪 Astragalus membranaceus (Fisch.)Bge. 的干燥根。春、秋二季采挖，除去须根和根头，晒干。

【性味与归经】甘，微温。归肺、脾经。

【功能与主治】补气升阳，固表止汗，利水消肿，生津养血，行滞通痹，托毒排脓，敛疮生肌。用于气虚乏力，食少便溏，中气下陷，久泻脱肛，便血崩漏，表虚自汗，气虚水肿，内热消渴，血虚萎黄，半身不遂，痹痛麻木，痈疽难溃，久溃不敛。

【用法与用量】9～30g。

【贮藏】置通风干燥处，防潮，防蛀。

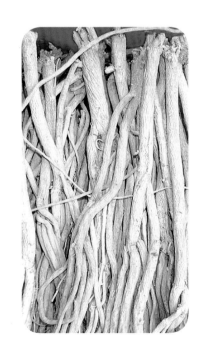

bái zhú
白术

健脾益气正气旺，
善治食少和便溏。
固表止汗肌肤壮，
玉屏风散卫气旺。
燥湿利水治水肿，
脾健气旺胎安康。

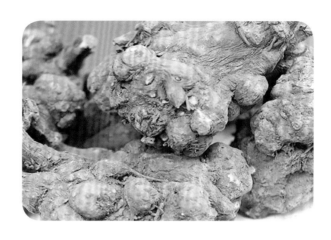

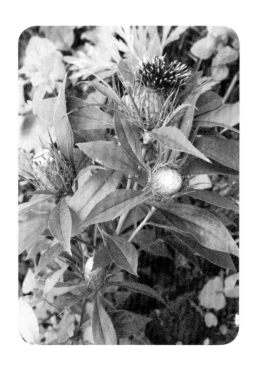

本品为菊科植物白术 *Atractylodes macrocephala* Koidz. 的干燥根茎。冬季下部叶枯黄、上部叶变脆时采挖，除去泥沙，烘干或晒干，再除去须根。

【性味与归经】苦、甘，温。归脾、胃经。

【功能与主治】健脾益气，燥湿利水，止汗，安胎。用于脾虚食少，腹胀泄泻，痰饮眩悸，水肿，自汗，胎动不安。

【用法与用量】6 ～ 12g。

【贮藏】置阴凉干燥处，防蛀。

山 药

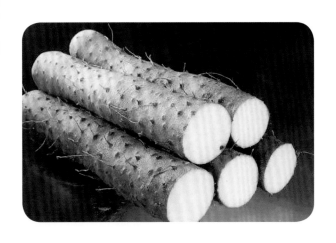

补脾养胃又生津，
补肾涩精止遗珍。
脾肾两虚平补药，
脾虚食少久泻增。
麸炒山药效尤珍，
虚热消渴血糖高，
药食两用糖友迎。

本品为薯蓣科植物薯蓣 *Dioscoresa opposita* Thunb. 的干燥根茎。冬季茎叶枯萎后采挖，切去根头，洗净，除去外皮和须根，干燥，或趁鲜切厚片，干燥；也有选择肥大顺直的干燥山药，置清水中，浸至无干心，闷透，切齐两端，用木板搓成圆柱状，晒干，打光，习称"光山药"。

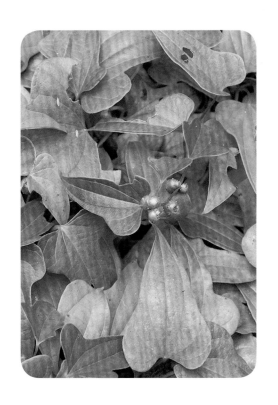

【性味与归经】甘，平。归脾、肺、肾。

【功能与主治】补脾养胃，生津益肺，补肾涩精。用于脾虚食少，久泻不止，肺虚喘咳，肾虚遗精，带下，尿频，虚热消渴。麸炒山药补脾健胃。用于脾虚食少，泄泻便溏，白带过多。

【用法与用量】15～30g。

【贮藏】置通风干燥处，防蛀。

gān cǎo
甘草

补脾益气养心气，炙甘草汤治心悸。

清热解毒利咽喉，善解药食诸毒邪。

祛痰止咳又润肺，各种咳嗽巧调剂。

缓急止痛治挛急，芍药甘草效神奇。

大量久服水钠欺，血压升高水肿起。

藻戟遂芫俱战草，毒副反应要牢记。

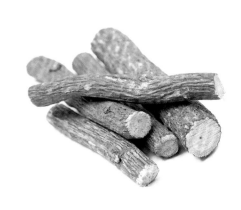

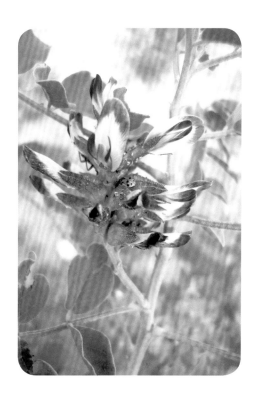

本品为豆科植物 *Glycyrrhiza uralensis* Fisch.、胀果甘草 *Glycyrrhiza inflata* Bat. 或光果甘草 *Gtycyrrhiza glabra* L. 的干燥根和根茎。春、秋二季采挖，除去须根，晒干。

【性味与归经】甘，平。归心、肺、脾、胃经。

【功能与主治】补脾益气，清热解毒，祛痰止咳，缓急止痛，调和诸药。用于脾胃虚弱，倦怠乏力，心悸气短，咳嗽痰多，脘腹、四肢挛急疼痛，痈肿疮毒，缓解药物毒性、烈性。

【用法与用量】2 ~ 10g。

【贮藏】置通风干燥处，防蛀。

dà zǎo

大枣

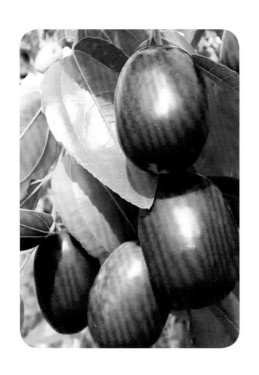

补中益气效绵长，
养血安神睡得香。
脾虚食少便溏宜，
妇人脏躁有专长。
不让烈药伤正气，
药食两用美名扬。

本品为鼠李科植物枣 *Ziziphus jujuba* Mill.
的干燥成熟果实。秋季果实成熟时采收，
晒干。

【性味与归经】甘，温。归脾、胃、心经。

【功能与主治】补中益气，养血安神。用于脾
虚食少，乏力便溏，妇人脏躁。

【用法与用量】6 ~ 15g。

【贮藏】置干燥处，防蛀。

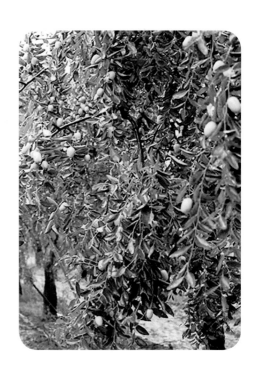

绞股蓝

益气健脾像人参，
生津止渴提精神。
清热止咳又化痰，
功似甘草益气阴。
性味苦寒要留神，
肺热咳嗽要较真。
人参皂苷多糖珍，
降脂降糖作陪衬。

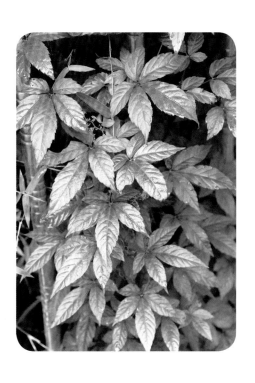

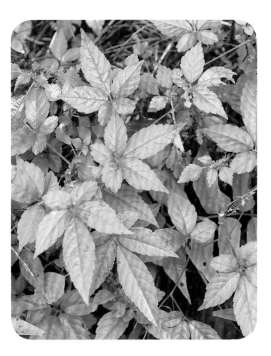

葫芦科植物绞股蓝 *Gynoacemma pentaphyllum*（Thunb）Mak 的干燥地上部分，秋季采割，除去杂质，晒干。

【性味与归经】甘、苦，寒。归脾、肺经。

【功能与主治】益气健脾，化痰止咳，清热解毒，用于脾胃气虚，体倦乏力，口渴，咽干，咳嗽痰黏，肺热痰多，血脂高。

【用法与用量】6～10g。

【贮藏】置阴凉干燥处。

hóng jǐng tiān 红景天

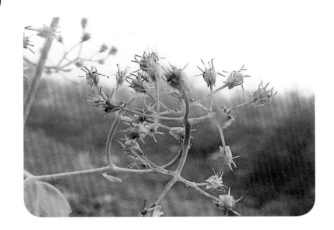

益气活血治心痛，
气虚血瘀配川芎。
通脉平喘治喘促，
胸闷气喘渐轻松。
抗缺氧与抗疲劳，
高原作业仍从容。

本品为景天科植物大花红景天 *Rhodiola crenulate*（Hook. f. et Thoms.）H. Ohba 的干燥根和根茎。秋季花茎凋枯后采挖，除去粗皮，洗净，晒干。

【性味与归经】甘、苦，平。归肺、心经。

【功能与主治】益气活血，通脉平喘。用于气虚血瘀，胸痹心痛，中风偏瘫，倦怠气喘。

【用法与用量】3～6g。

【贮藏】置通风干燥处，防潮，防蛀。

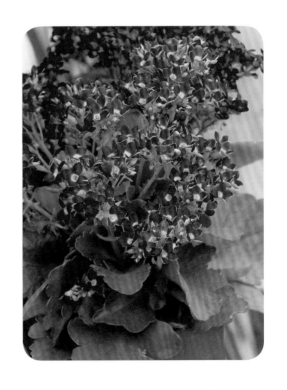

fēng mì
蜂蜜

补中润燥为元宗，
解毒止痛效从容。
肺燥肠燥诸燥证，
一遇蜂蜜渐无踪。

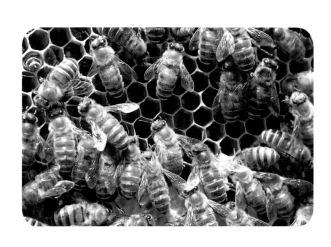

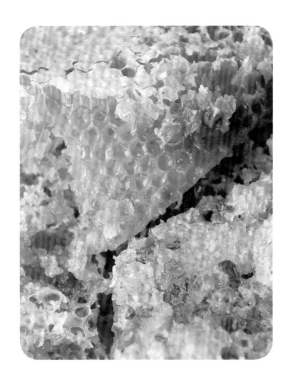

本品为蜜蜂科昆虫中华蜜蜂 *Apis cerana* Fabricius 或意大利蜂 *Apis mellifera* Linnaeus 所酿的蜜。春至秋季采收，滤过。

【性味与归经】 甘，平。归肺、脾、大肠经。

【功能与主治】 补中，润燥，止痛，解毒；外用生肌敛疮。用于脘腹虚痛，肺燥干咳，肠燥便秘，解乌头类药毒；外治疮疡不敛，水火烫伤。

【用法与用量】 15～30g。

【贮藏】 置阴凉处。

第二节 补阳药（11种）

lù róng
鹿茸

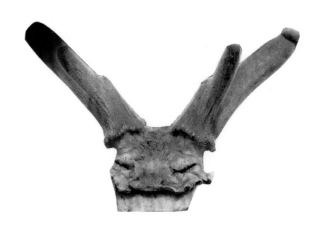

补肾壮阳益精血，
填精补髓不可缺。
强壮筋骨健腰膝，
调节冲任效突出。
阳痿宫冷效卓越，
阴虚火旺应拒绝。

本品为鹿科动物梅花鹿 *Cervus nippon* Temminck 或马鹿 *Cervus elaphus* Linnaeus 的雄鹿未骨化密生茸毛的幼角。前者习称"花鹿茸"，后者习称"马鹿茸"。夏、秋二季锯取鹿茸，经加工后，阴干或烘干。

【性味与归经】甘、咸，温。归肾、肝经。

【功能与主治】壮肾阳，益精血，强筋骨，调冲任，托疮毒。用于肾阳不足，精血亏虚，阳痿滑精，宫冷不孕，羸瘦，神疲，畏寒，眩晕，耳鸣，耳聋，腰脊冷痛，筋骨痿软，崩漏带下，阴疽不敛。

【用法与用量】1～2g，研末冲服。

【贮藏】置阴凉干燥处，密闭，防蛀。

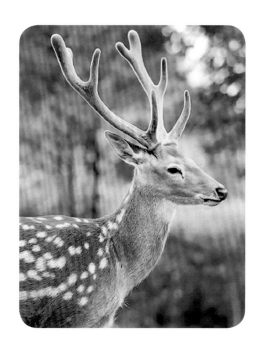

淫羊藿

yín yáng huò

补肾壮阳常当先，
效果胜过巴戟天。
强筋壮骨祛风湿，
酒制效果更灵验。
大量久服肝毒性，
保护肝脏是预见。

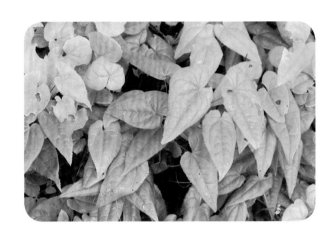

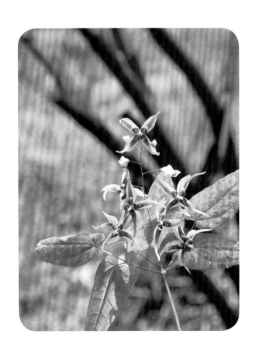

本品为小檗科植物淫羊藿 *Epimedium brevicornu* Maxim.、箭叶淫羊藿 *Epimedium sagittatum*（Sieb. et Zucc.）Maxim.、柔毛淫羊藿 *Epimedium pubescens* Maxim. 或朝鲜淫羊藿 *Epimedium koreanum* Nakai 的干燥叶。夏、秋季茎叶茂盛时采收，晒干或阴干。

【性味与归经】辛、甘，温。归肝、肾经。

【功能与主治】补肾阳，强筋骨，祛风湿。用于肾阳虚衰，阳痿遗精，筋骨痿软，风湿痹痛，麻木拘挛。

【用法与用量】6～10g。

【贮藏】置通风干燥处。

巴戟天

bā jǐ tiān

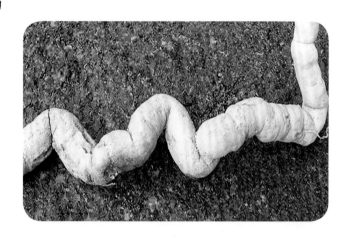

补肾壮阳筋骨强，
阳痿遗精效灵验。
祛风除湿治痹痛，
阴虚火旺不适宜。
抑郁焦虑又失眠，
巴戟寡糖效灵验。

本品为茜草科植物巴戟天 *Morinda officinalis* How 的干燥根。全年均可采挖，洗净，除去须根，晒至六七成干，轻轻捶扁，晒干。

【性味与归经】甘、辛，微温。归肾、肝经。

【功能与主治】补肾阳，强筋骨，祛风湿。用于阳痿遗精，宫冷不孕，月经不调，少腹冷痛，风湿痹痛，筋骨痿软。

【用法与用量】3～10g。

【贮藏】置通风干燥处，防霉，防蛀。

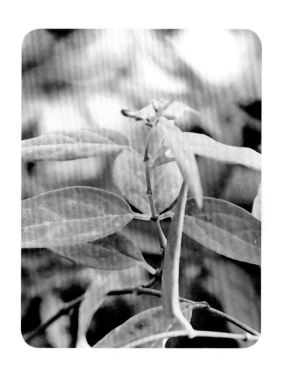

dù zhòng
杜 仲

补益肝肾强筋骨，
腰膝酸痛常被选。
妊娠漏血不可忽，
预防流产难超越。
杜仲全身都是宝，
综合利用是策略。

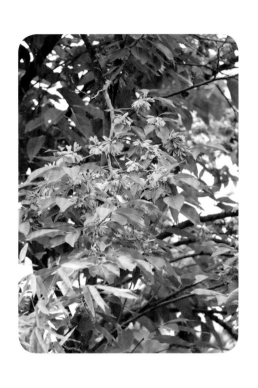

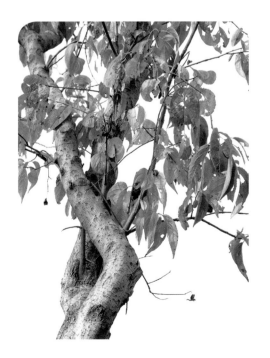

本品为杜仲科植物杜仲 *Eucommia ul-moides* Oliv. 的干燥树皮。4 ~ 6 月剥取，刮去粗皮，堆置"发汗"至内皮呈紫褐色，晒干。

【性味与归经】甘，温。归肝、肾经。

【功能与主治】补肝肾，强筋骨，安胎。用于肝肾不足，腰膝酸痛，筋骨无力，头晕目眩，妊娠漏血，胎动不安。

【用法与用量】6 ~ 10g。

【贮藏】置通风干燥处。

257

ròu cōng róng

肉苁蓉

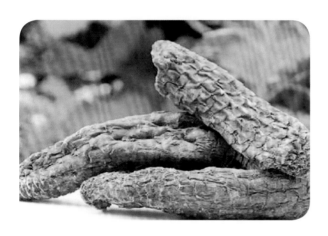

补肾壮阳益精血，
阳痿不孕不可缺。
筋骨无力腰膝软，
肾虚便秘应首选。

本品为列当科植物肉苁蓉 Cistanche deserticola Y. c. Ma 或管花肉苁蓉 Cistanche tubulosa（Schrenk）Wight 的干燥带鳞叶的肉质茎。春季苗刚出土时或秋季冻土之前采挖，除去茎尖。切段，晒干。

【性味与归经】甘、咸，温。归肾、大肠经。

【功能与主治】补肾阳，益精血，润肠通便。用于肾阳不足，精血亏虚，阳痿不孕，腰膝酸软，筋骨无力，肠燥便秘。

【用法与用量】6 ~ 10g。

【贮藏】置通风干燥处，防蛀。

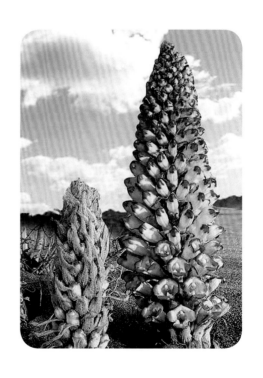

bǔ gǔ zhī
补骨脂

温肾助阳又平喘，
善治阳痿与虚喘。
温补脾肾能止泻，
五更泄泻功效专。
外治斑秃白癜风，
酊剂外涂悉能消。

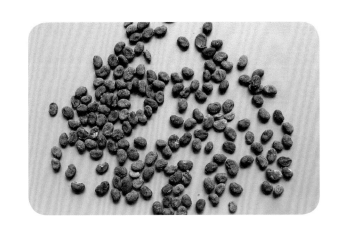

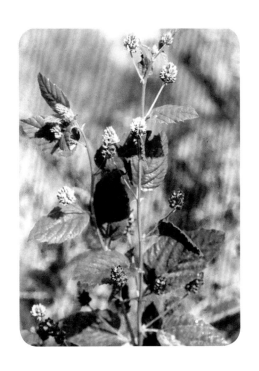

　　本品为豆科植物补骨脂 *Psoralea corylifolia* L. 的干燥成熟果实。秋季果实成熟时采收果序，晒干，搓出果实，除去杂质。

【性味与归经】辛、苦，温。归肾、脾经。

【功能与主治】温肾助阳，纳气平喘，温脾止泻；外用消风祛斑。用于肾阳不足，阳痿遗精，遗尿尿频，腰膝冷痛，肾虚作喘，五更泄泻；外用治白癜风，斑秃。

【用法与用量】6～10g。外用20%～30%酊剂涂患处。

【贮藏】置干燥处。

yì zhì rén

益智仁

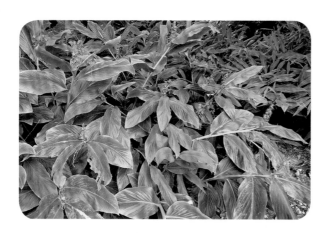

益智能使智力好，
名实相符才可靠。
暖肾固精缩尿好，
遗精遗尿疗效高。
温脾摄唾并止泻，
调节脾胃有功劳。

本品为姜科植物益智 *Alpinia axyphylla*
Miq. 的干燥成熟果实。夏、秋间果实由绿
变红时采收，晒干或低温干燥。

【性味与归经】辛，温。归脾、肾经。

【功能与主治】暖肾固精缩尿，温脾止泻摄
唾。用于肾虚遗尿，小便频数，遗精白浊，
脾寒泄泻，腹中冷痛，口多唾涎。

【用法与用量】3～10g。

【贮藏】置阴凉干燥处。

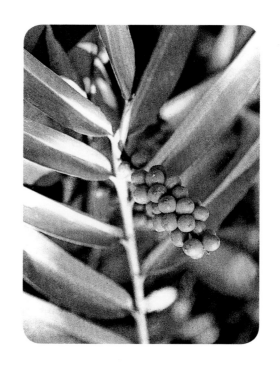

菟丝子

tù sī zǐ

补益肝肾且缩尿，
遗精遗尿疗效好。
固精安胎防胎动，
腰膝酸软疗效高。
养肝明目治目暗，
头晕眼花渐见好。

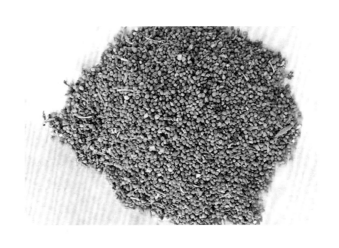

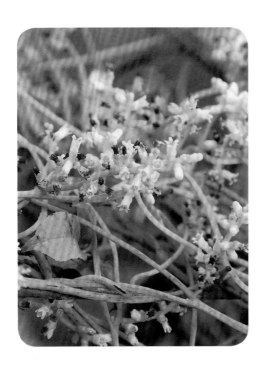

本品为旋花科植物南方菟丝子 *Cuscuta australis* R. Br. 或菟丝子 *Cuscuta chinensis* Lain. 的干燥成熟种子。秋季果实成熟时采收植株，晒干，打下种子，除去杂质。

【性味与归经】辛、甘，平。归肝、肾、脾经。

【功能与主治】补益肝肾，固精缩尿，安胎，明目，止泻；外用消风祛斑。用于肝肾不足，腰膝酸软，阳痿遗精，遗尿尿频，肾虚胎漏，胎动不安，目昏耳鸣，脾肾虚泻；外治白癜风。

【用法与用量】6～12g。外用适量。

【贮藏】置通风干燥处。

沙苑子

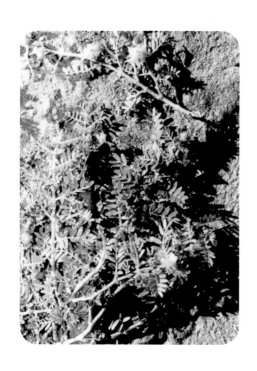

补肾助阳且缩尿，
遗精早泄疗效好。
夜尿尿频带下症，
肾虚腰痛疗效高。
养肝明目治目暗，
眩晕昏花疗效好。

本品为豆科植物扁茎黄芪 *Astragalus complanatus* R. Br. 的干燥成熟种子。秋末冬初果实成熟尚未开裂时采割植株，晒干，打下种子，除去杂质，晒干。

【性味与归经】甘，温。归肝、肾经。

【功能与主治】补肾助阳，固精缩尿，养肝明目。用于肾虚腰痛，遗精早泄，遗尿尿频，白浊带下，眩晕，目暗昏花。

【用法与用量】9～15g。

【贮藏】置通风干燥处。

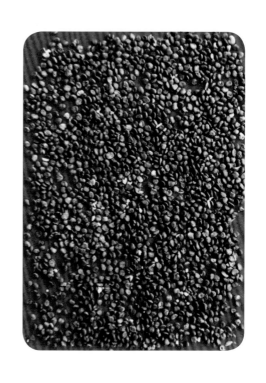

蛤蚧
gé jiè

补肺益肾纳气专，
助阳益精治气喘。
精血亏虚易阳痿，
人参蛤蚧功效全。

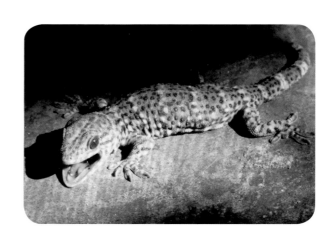

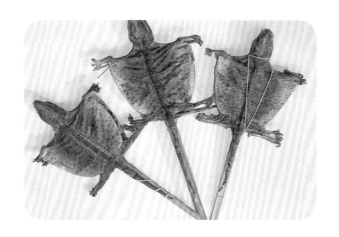

本品为壁虎科动物蛤蚧 *Gekko gecko* Linnaeus 的干燥体。全年均可捕捉，除去内脏，拭净，用竹片撑开，使全体扁平顺直，低温干燥。

【性味与归经】咸，平。归肺、肾经。

【功能与主治】补肺益肾，纳气定喘，助阳益精。用于肺肾不足，虚喘气促，劳嗽咳血，阳痿，遗精。

【用法与用量】3～6g，多入丸散或酒剂。

【贮藏】用木箱严密封装，常用花椒拌存，置阴凉干燥处，防蛀。

dōng chóng xià cǎo
冬虫夏草

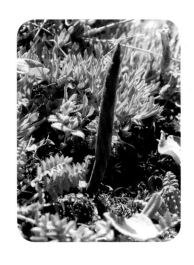

虫草性味为甘温，补肾益肺功效专。
补肾益精治遗精，补养肺气平咳喘。
诸虚百损能调理，劳嗽咯血服之痊。
表证未解暂不用，阴虚内热不结缘。

本品为麦角菌科真菌冬虫夏草菌 *Cordyceps sinensis*（BerK.）Sacc. 寄生在蝙蝠蛾科昆虫幼虫上的子座和幼虫尸体的干燥复合体。夏初子座出土、孢子未发散时挖取，晒至六七成干，除去似纤维状的附着物及杂质，晒干或低温干燥。

【性味与归经】甘，温。归肺、肾经。

【功能与主治】补肾益肺，止血化痰。用于肾虚精亏，阳痿遗精，腰膝酸痛，久咳虚喘，劳嗽咯血。

【用法与用量】3～9g。

【贮藏】置阴凉干燥处，防蛀。

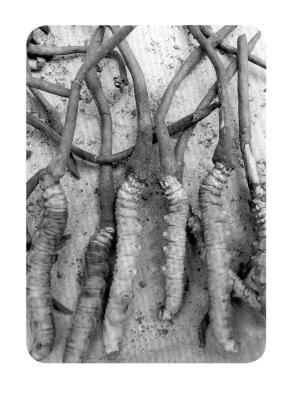

第三节　补血药（5种）

dāng guī
当归

补血活血功效强，
血虚痿黄服之良。
调经止痛有特长，
痛经闭经效易见。
养血润肠又通便，
湿滞中满不适宜。

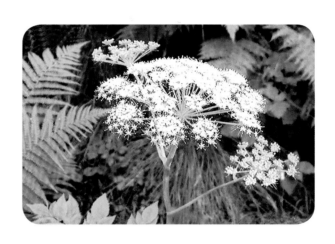

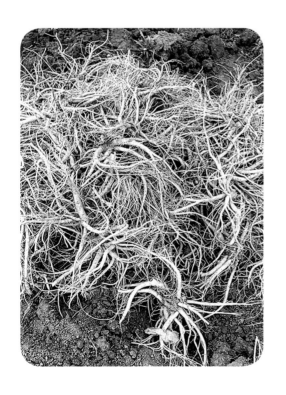

本品为伞形科植物当归 *Angelica sinensis*（Oliv.）Diels 的干燥根。秋末采挖，除去须根和泥沙，待水分稍蒸发后，捆成小把，上棚，用烟火慢慢熏干。

【性味与归经】甘、辛，温。归肝、心、脾经。

【功能与主治】补血活血，调经止痛，润肠通便。用于血虚萎黄，眩晕心悸，月经不调，经闭痛经，虚寒腹痛，风湿痹痛，跌仆损伤，痈疽疮疡，肠燥便秘。酒当归活血通经。用于经闭痛经，风湿痹痛，跌仆损伤。

【用法与用量】6～12g。

【贮藏】置阴凉干燥处，防潮，防蛀。

shú dì huáng

熟地黄

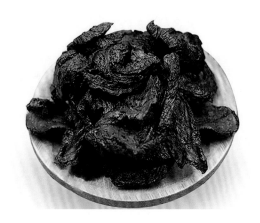

补血滋阴益精血，
补肾填髓常被选。
血虚萎黄心恍惚，
月经不调崩漏血。
肝肾阴虚腰膝软，
骨蒸潮热盗汗出。
内热消渴效卓越，
眩晕耳鸣服之痊。

本品为生地黄的炮制加工品。

【制法】①取生地黄，照酒炖法，炖至酒吸尽，取出，晾晒至外皮黏液稍干时，切厚片或块，干燥，即得。每100kg生地黄，用黄酒30～50kg。②取生地黄，照蒸法，蒸至黑润，取出，晒至约八成干时，切厚片或块，干燥，即得。

【性味与归经】甘，微温。归肝、肾经。

【功能与主治】补血滋阴，益精填髓。用于血虚萎黄，心悸怔忡，月经不调，崩漏下血，肝肾阴虚，腰膝酸软，骨蒸潮热，盗汗遗精，内热消渴，眩晕，耳鸣，须发早白。

【用法与用量】9～15g。

【贮藏】置通风干燥处。

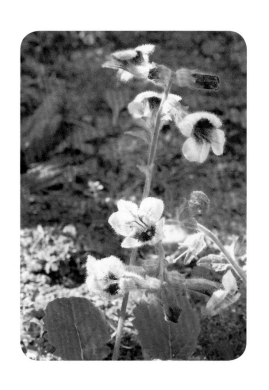

白芍

养血调经功效强，
血虚肝郁更适宜。
柔肝止痛平肝阳，
头晕头痛降压良。
敛阴止汗治盗汗，
白芍藜芦不相见。

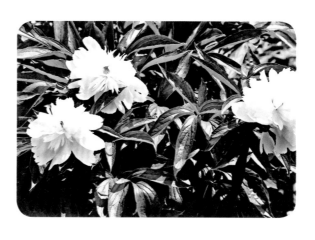

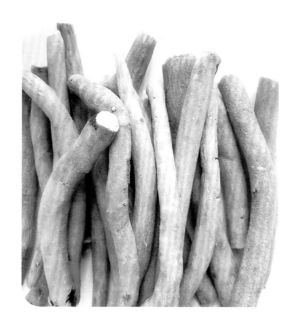

本品为毛茛科植物芍药 *Paeonia lactiflora* Pall. 的干燥根。夏、秋二季采挖，洗净，除去头尾和细根，置沸水中煮后除去外皮或去皮后再煮，晒干。

【性味与归经】苦、酸，微寒。归肝、脾经。

【功能与主治】养血调经，敛阴止汗，柔肝止痛，平抑肝阳。用于血虚萎黄，月经不调，自汗，盗汗，胁痛，腹痛，四肢挛痛，头痛眩晕。

【用法与用量】6～15g。

【注意】不宜与藜芦同用。

【贮藏】置干燥处，防蛀。

ē jiāo
阿胶

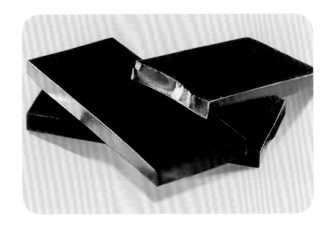

补血滋阴且润燥，
血虚萎黄疗效高。
肺燥咳嗽且咯血，
润肺止血功效妙。
各种出血配伍用，
造血功能渐提高。
阿胶性质虽黏腻，
肽类成分吸收好。

本品为马科动物驴 *Equus asinus* L. 的干燥皮或鲜皮经煎煮、浓缩制成的固体胶。

【性味与归经】甘，平。归肺、肝、肾经。

【功能与主治】补血滋阴，润肺止血。用于血虚萎黄，眩晕心悸，肌痿无力，心烦不眠，虚风内动，肺燥咳嗽，劳嗽咯血，吐血尿血，便血崩漏，妊娠胎漏。

【用法与用量】3～9g。烊化兑服。

【贮藏】密闭。

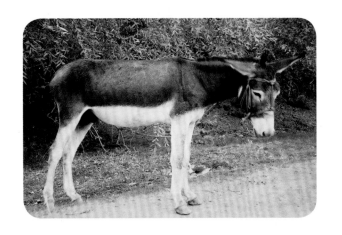

何首乌

补益肝肾益精血，
血虚萎黄头发少。
强壮筋骨不酸软，
化浊降脂效突出，
眩晕耳鸣配合用，
久服损肝不可忽。

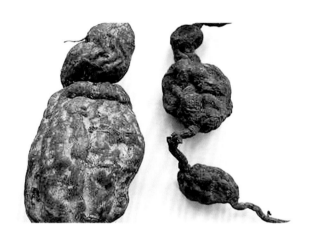

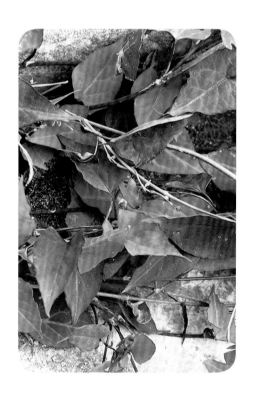

本品为蓼科植物何首乌 *Polygonum mu-ltiflorum* Thunb. 的干燥块根。秋、冬二季叶枯萎时采挖，削去两端，洗净，个大的切成块，干燥。本品为何首乌的炮制加工品。

【制法】取何首乌片或块，照炖法，用黑豆汁拌匀，置非铁质的适宜容器内，炖至汁液吸尽；或照蒸法，清蒸或用黑豆汁拌匀后蒸，蒸至内外均呈棕褐色，或晒至半干，切片，干燥。每100kg何首乌片（块），用黑豆10kg。黑豆汁制法：取黑豆10kg，加水适量，煮约4小时，熬汁约15kg，豆渣再加水煮约3小时，熬汁约10kg，合并得黑豆汁约25kg。

【性味与归经】苦、甘、涩，微温。归肝、肾经。

【功能与主治】补肝肾，益精血，乌须发，强筋骨，化浊降脂。用于血虚萎黄，眩晕耳鸣，须发早白，腰膝酸软，肢体麻木，崩漏带下，高脂血症。

【用法与用量】6～12g。

【贮藏】置干燥处，防蛀。

第四节　补阴药（13种）

南沙参
nán shā shēn

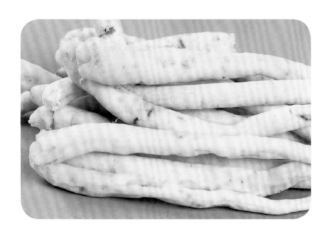

南沙参与北沙参，
养阴清肺功效近。
益胃生津功相同，
南善化痰北生津。
脾虚有痰南沙参，
阴虚干咳北沙参。
沙参莫与藜芦配，
风寒咳嗽不现身。

本品为桔梗科植物轮叶沙参 *Adenophora tetraphylla*（Thunb.）Fisch. 或沙参 *Adenophora stricta* Miq. 的干燥根。春、秋二季采挖，除去须根，洗后趁鲜刮去粗皮，洗净，干燥。

【性味与归经】甘，微寒。归肺、胃经。

【功能与主治】养阴清肺，益胃生津，化痰，益气。用于肺热燥咳，阴虚劳嗽，干咳痰黏，胃阴不足，食少呕吐，气阴不足，烦热口干。

【用法与用量】9～15g。

【注意】不宜与藜芦同用。

【贮藏】置通风干燥处，防蛀。

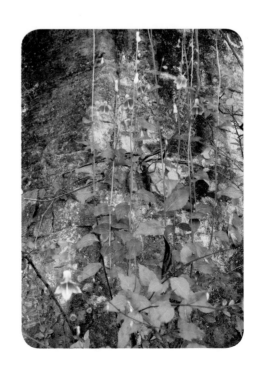

北沙参

běi shā shēn

伞形科是北沙参，
桔梗科是南沙参。
科属不同称沙参，
临床应用可区分。
益胃生津功相同，
养阴清肺功相近。
脾虚有痰南沙参，
阴虚干咳北沙参，
沙参不与藜芦亲。

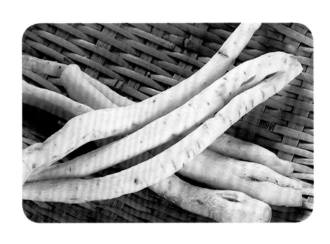

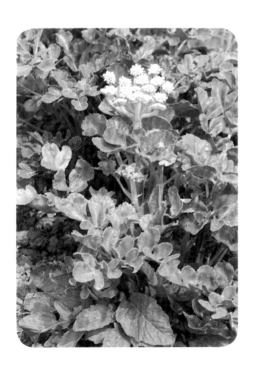

本品为伞形科植物珊瑚菜 *Glehnia littoralis* Fr. Schmidt ex Miq. 的干燥根。夏、秋二季采挖，除去须根，洗净，稍晾，置沸水中烫后，除去外皮，干燥。或洗净直接干燥。

【性味与归经】甘、微苦，微寒。归肺、胃经。

【功能与主治】养阴清肺，益胃生津。用于肺热燥咳，劳嗽痰血，胃阴不足，热病津伤，咽干口渴。

【用法与用量】5 ～ 12g。

【注意】不宜与藜芦同用。

【贮藏】置通风干燥处，防蛀。

271

bǎi   hé
百合

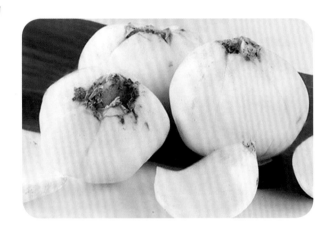

百合润肺又养阴，
阴虚燥咳疗效珍。
清心安神治失眠，
药食两用益身心。

本品为百合科植物卷丹 *Lilium lancifolium* Thunb.、百合 *Lilium brownii* F. E. Brown var. *viridulum* Baker 或细叶百合 *Lilium Pumilum* DC. 的干燥肉质鳞叶。秋季采挖，洗净，剥取鳞叶，置沸水中略烫，干燥。

【性味与归经】甘，寒。归心、肺经。

【功能与主治】养阴润肺，清心安神。用于阴虚燥咳，劳嗽咳血，虚烦惊悸，失眠多梦，精神恍惚。

【用法与用量】6 ~ 12g。

【贮藏】置通风干燥处。

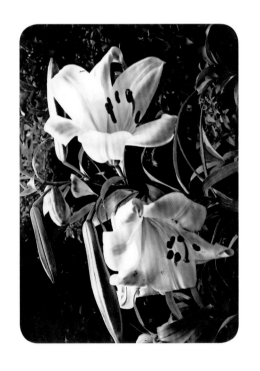

mài dōng

麦冬

养阴润肺又生津，
肺燥干咳效尤珍。
清心除烦治失眠，
内热消渴益胃阴。
药性滋腻易生痰，
虚寒痰湿不可近。

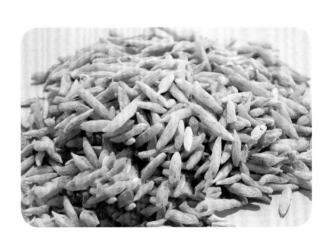

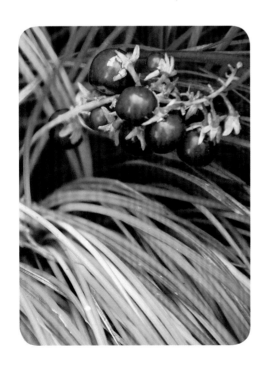

本品为百合科植物麦冬 *Ophiopogon japonicus*（L. f）Ker-Gawl. 的干燥块根。夏季采挖，洗净，反复曝晒、堆置，至七八成干，除去须根，干燥。

【性味与归经】甘、微苦，微寒。归心、肺、胃经。

【功能与主治】养阴生津，润肺清心。用于肺燥干咳，阴虚痨嗽，喉痹咽痛，津伤口渴，内热消渴，心烦失眠，肠燥便秘。

【用法与用量】6～12g。

【贮藏】置阴凉干燥处，防潮。

石斛

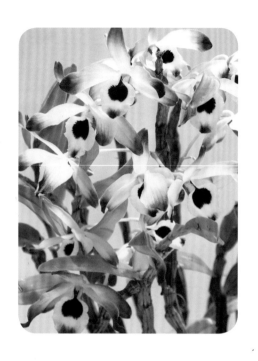

石斛品种虽不同，
功效相似常通用。
益胃生津为共性，
滋补清热也类同。
热病津伤口干渴，
食少干呕渐轻松。
肝肾阴虚目昏蒙，
石斛夜光有奇功。

本品为兰科植物金钗石斛 Dendrobium nobile Lindl.、鼓槌石斛 Dendrobium chryso-toxum Lindl. 或流苏石斛 Dendrobium fimbriatum Hook. 的栽培品及其同属植物近似种的新鲜或干燥茎。全年均可采收，鲜用者除去根和泥沙；干用者采收后，除去杂质，用开水略烫或烘软，再边搓边烘晒，至叶鞘搓净，干燥。

【性味与归经】甘，微寒。归胃、肾经。

【功能与主治】益胃生津，滋阴清热。用于热病津伤，口干烦渴，胃阴不足，食少干呕，病后虚热不退，阴虚火旺，骨蒸劳热，目暗不明，筋骨痿软。

【用法与用量】6～12g；鲜品15～30g。

【贮藏】干品置通风干燥处，防潮；鲜品置阴凉潮湿处，防冻。

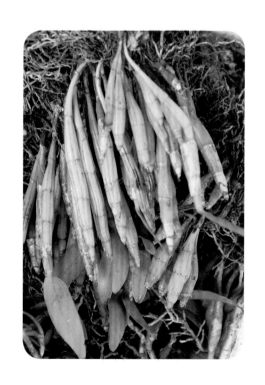

yù zhú
玉竹

养阴润燥治干咳，
口干咽干皆适合。
生津止渴治口渴，
内热消渴更适合。

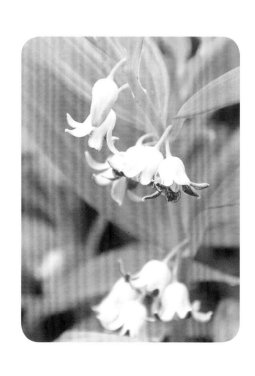

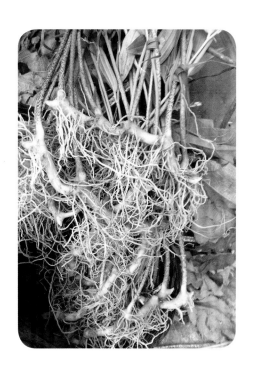

　　本品为百合科植物玉竹 *Polygonatum odoratum*（Mill.）Druce 的干燥根茎。秋季采挖，除去须根，洗净，晒至柔软后，反复揉搓、晾晒至无硬心，晒干；或蒸透后，揉至半透明，晒干。

【性味与归经】甘，微寒。归肺、胃经。

【功能与主治】养阴润燥，生津止渴。用于肺胃阴伤，燥热咳嗽，咽干口渴，内热消渴。

【用法与用量】6～12g。

【贮藏】置通风干燥处，防霉，防蛀。

huáng jīng

黄精

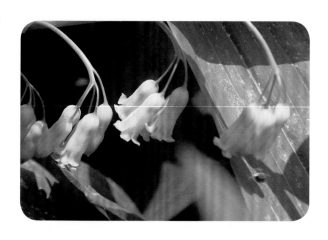

补气养阴健脾好，
润肺益肾功效高。
阴虚肺燥易干咳，
久咳劳嗽肺能保。
肾虚精亏常消渴，
三多症状渐见好。

本品为百合科植物滇黄精 *Polygonatum kingianum* Coll. et Hemsl.、黄精 *Polygonatum sibiricum* Red. 或多花黄精 *Polygonatum cyrtonema* Hua 的干燥根茎。按形状不同，习称"大黄精""鸡头黄精""姜形黄精"。春、秋二季采挖，除去须根，洗净，置沸水中略烫或蒸至透心，干燥。

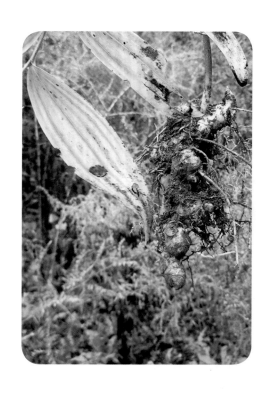

【性味与归经】甘，平。归脾、肺、肾经。

【功能与主治】补气养阴，健脾，润肺，益肾。用于脾胃气虚，体倦乏力，胃阴不足，口干食少，肺虚燥咳，劳嗽咳血，精血不足，腰膝酸软，须发早白，内热消渴。

【用法与用量】9 ~ 15g。

【贮藏】置通风干燥处，防霉，防蛀。

枸杞子
gǒu qǐ zǐ

滋补肝肾抗衰老，
益精明目视力好。
阳痿遗精腰膝软，
补肾壮阳功效高，
色香味形样样好。

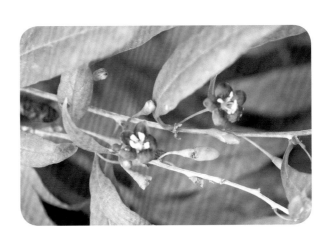

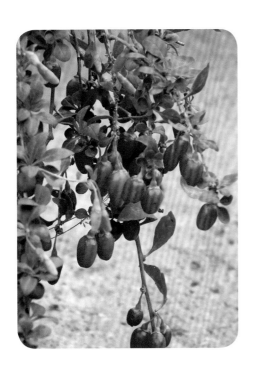

本品为茄科植物宁夏枸杞 *Lycium barbarum* L. 的干燥成熟果实。夏、秋二季果实呈红色时采收，热风烘干，除去果梗，或晾至皮皱后，晒干，除去果梗。

【性味与归经】甘，平。归肝、肾经。

【功能与主治】滋补肝肾，益精明目。用于虚劳精亏，腰膝酸痛，眩晕耳鸣，阳痿遗精，内热消渴，血虚萎黄，目昏不明。

【用法与用量】6 ~ 12g。

【贮藏】置阴凉干燥处，防闷热，防潮，防蛀。

_{mò hàn lián}
墨旱莲

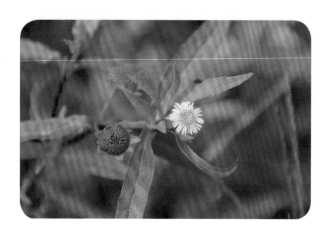

滋补肝肾渐见功，
防治白发牙松动。
眩晕耳鸣和失聪，
凉血止血治血崩。
阴虚血热效独崇，
吐血衄血渐无踪。

本品为菊科植物鳢肠 *Eclipta prostrata* L. 的干燥地上部分。花开时采割，晒干。

【性味与归经】甘、酸，寒。归肾、肝经。

【功能与主治】滋补肝肾，凉血止血。用于肝肾阴虚，牙齿松动，须发早白，眩晕耳鸣，腰膝酸软，阴虚血热、吐血、衄血、尿血，血痢，崩漏下血，外伤出血。

【用法与用量】6～12g。

【贮藏】置通风干燥处。

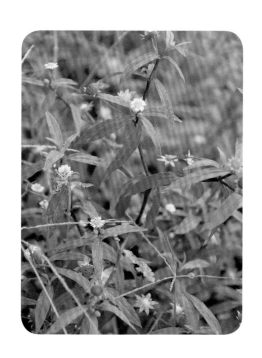

女贞子

眩晕耳鸣有专长。
内热消渴疗效好，
须发早白渐改善。

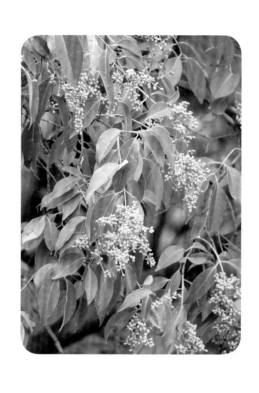

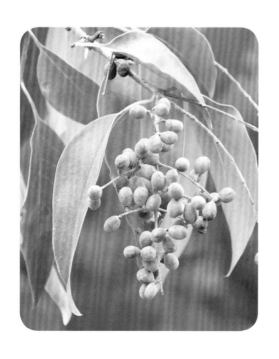

本品为木犀科植物女贞 *Ligustrum tucidum* Ait. 的干燥成熟果实。冬季果实成熟时采收，除去枝叶，稍蒸或置沸水中略烫后，干燥；或直接干燥。

【性味与归经】甘、苦，凉。归肝、肾经。

【功能与主治】滋补肝肾，明目乌发。用于肝肾阴虚，眩晕耳鸣，腰膝酸软，须发早白，目暗不明，内热消渴，骨蒸潮热。

【用法与用量】6～12g。

【贮藏】置干燥处。

sāng shèn
桑椹

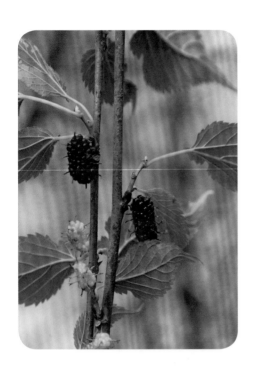

滋阴补血又润燥，
肝肾阴虚疗效好。
津伤口渴或消渴，
常服防治血糖高。
肠燥便秘可食用，
脾胃虚寒慎用好。

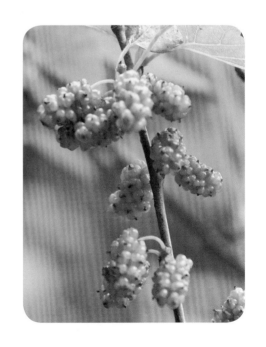

本品为桑科植物桑 *Morus alba* L. 的干燥果穗。4～6月果实变红时采收，晒干，或略蒸后晒干。

【性味与归经】甘、酸，寒。归心、肝、肾经。

【功能与主治】滋阴补血，生津润燥。用于肝肾阴虚，眩晕耳鸣，心悸失眠，须发早白，津伤口渴，内热消渴，肠燥便秘。

【用法与用量】9～15g。

【贮藏】置通风干燥处，防蛀。

龟甲

滋阴潜阳治内风，
潮热盗汗可调控。
益肾强骨骨强壮，
养血补心心不慌。
固经止崩治崩漏，
善为孕妇保安康。

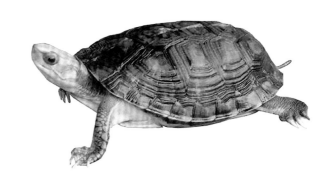

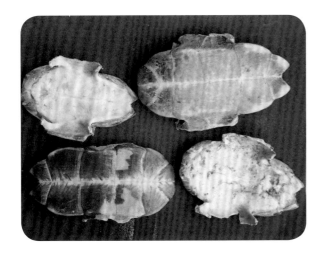

本品为龟科动物乌龟*Chinemys reevesii*（Gray）的背甲及腹甲。全年均可捕捉，以秋、冬二季为多，捕捉后杀死，或用沸水烫死，剥取背甲和腹甲，除去残肉，晒干。

【性味与归经】咸、甘，微寒。归肝、肾、心经。

【功能与主治】滋阴潜阳，益肾强骨，养血补心，固经止崩。用于阴虚潮热，骨蒸盗汗，头晕目眩，虚风内动，筋骨痿软，心虚健忘，崩漏经多。

【用法与用量】9～24g，先煎。

【贮藏】置干燥处，防蛀。

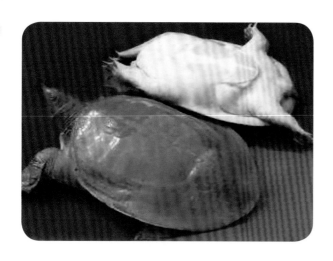

biē jiǎ
鳖甲

滋阴潜阳治内风，

骨蒸劳热可调控。

头晕目眩手颤动，

虚风内热见瘿瘕。

软坚散结治癥痕，

肝脾肿大常选用。

本品为鳖科动物鳖 *Trionyx sinensis* Wiegmann 的背甲。全年均可捕捉，以秋、冬二季为多，捕捉后杀死，置沸水中烫至背甲上的硬皮能剥落时，取出，剥取背甲，除去残肉，晒干。

【性味与归经】咸，微寒。归肝、肾经。

【功能与主治】滋阴潜阳，退热除蒸，软坚散结。用于阴虚发热，骨蒸劳热，阴虚阳亢，头晕目眩，虚风内动，手足瘛疭，经闭，癥痕，久疟疟母。

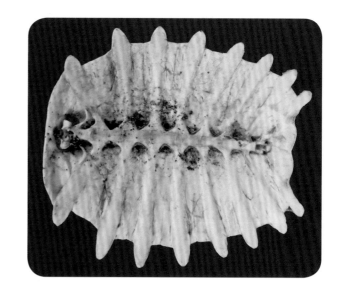

【用法与用量】9～24g，先煎。

【贮藏】置干燥处，防蛀。

第十八章

收涩药
（10种）

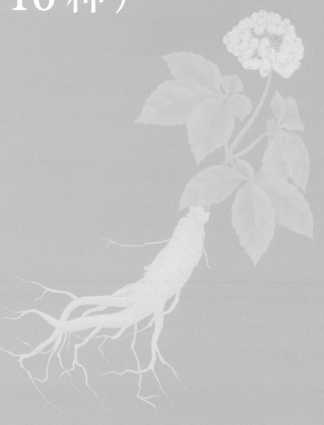

第一节　敛肺涩肠药（4种）

wǔ wèi zǐ
五味子

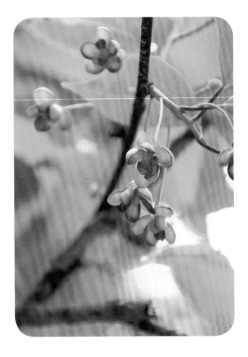

收敛固涩又益气，
久咳虚喘效可期。
生津能治消渴证，
补肾宁心治心悸。
自汗盗汗能敛汗，
滑精久泻能固摄。
表邪未解暂不用，
实热未清不入剂。

本品为木兰科植物五味子 *Schisandra chi-nensis*（Turcz.）Baill. 的干燥成熟果实。习称"北五味子"。秋季果实成熟时采摘，晒干或蒸后晒干，除去果梗和杂质。

【性味与归经】酸、甘，温。归肺、心、肾经。

【功能与主治】收敛固涩，益气生津，补肾宁心。用于久嗽虚喘，梦遗滑精，遗尿尿频，久泻不止，自汗盗汗，津伤口渴，内热消渴，心悸失眠。

【用法与用量】2～6g。

【贮藏】置通风干燥处，防霉。

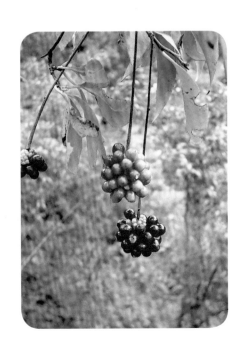

乌梅

wū méi

敛肺止咳理肺气，
涩肠止泻治久泻。
生津可以解消渴，
蛔厥腹痛效神奇。
表邪未解暂不用，
外感咳嗽应禁忌。

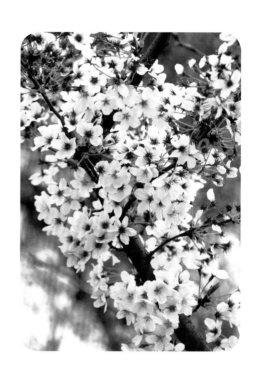

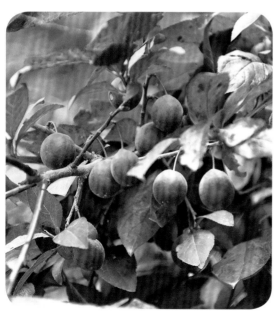

本品为蔷薇科植物梅 *Prunus mume* (Sieb.) Sieb. et Zucc. 的干燥近成熟果实。夏季果实近成熟时采收，低温烘干后闷至色变黑。

【性味与归经】酸、涩，平。归肝、脾、肺、大肠经。

【功能与主治】敛肺止咳，涩肠止泻，生津止渴，安蛔止痛。用于肺虚久咳，久泻久痢，虚热消渴，蛔厥呕吐腹痛。

【用法与用量】6～12g。

【贮藏】置阴凉干燥处，防潮。

hē zǐ
诃 子

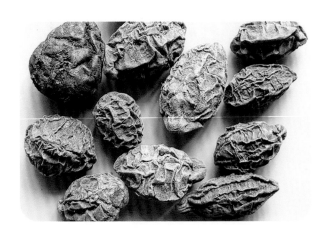

涩肠止泻治久痢，
敛肺止咳很得力。
降火利咽治音哑，
肺虚久咳效可期。
表邪未解湿热盛，
生熟诃子均禁忌。

本品为使君子科植物诃子 *Terminalia chebula* Retz. 或绒毛诃子 *Terminalia chebula* Retz. var. *tomentella* Kurt. 的干燥成熟果实。秋、冬二季果实成熟时采收，除去杂质，晒干。

【性味与归经】苦、酸、涩，平。归肺、大肠经。

【功能与主治】涩肠止泻，敛肺止咳，降火利咽。用于久泻久痢，便血脱肛，肺虚喘咳，久嗽不止，咽痛音哑。

【用法与用量】3～10g。

【贮藏】置干燥处。

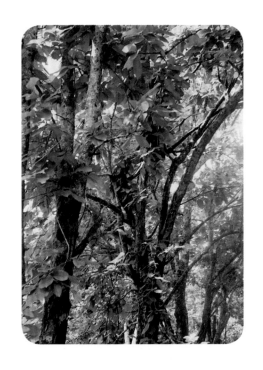

ròu dòu kòu

肉豆蔻

温中行气又止泻，

温暖脾胃有裨益。

涩肠止泻治久泻，

湿热泻痢应当忌。

肉豆蔻醚肝毒性，

煨制去油要注意。

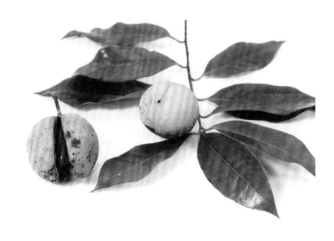

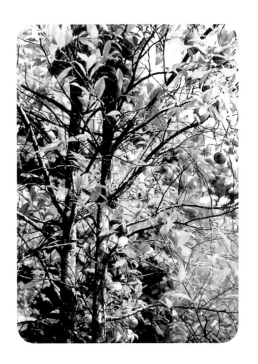

　　本品为肉豆蔻科植物肉豆蔻 *Myristica fragrans* Houtt. 的干燥种仁。

【性味与归经】辛，温。归脾、胃、大肠经。

【功能与主治】温中行气，涩肠止泻。用于脾胃虚寒，久泻不止，脘腹胀痛，食少呕吐。

【用法与用量】3 ~ 10g。

【贮藏】置阴凉干燥处，防蛀。

第二节　固精缩尿止带药（6种）

shān zhū yú
山茱萸

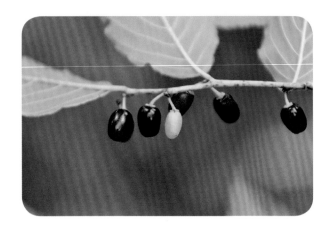

补益肝肾眩晕轻，
耳鸣脑鸣渐渐停。
收涩固脱治遗精，
阳痿遗尿渐见轻。
大汗虚脱配龙牡，
崩漏带下效亦灵。

本品为山茱萸科植物山茱萸 *Cornus officinalis* Sieb. et Zucc. 的干燥成熟果肉。秋末冬初果皮变红时采收果实，用文火烘或置沸水中略烫后，及时除去果核，干燥。

【性味与归经】酸、涩，微温。归肝、肾经。

【功能与主治】补益肝肾，收涩固脱。用于眩晕耳鸣，腰膝酸痛，阳痿遗精，遗尿尿频，崩漏带下，大汗虚脱，内热消渴。

【用法与用量】6～12g。

【贮藏】置干燥处，防蛀。

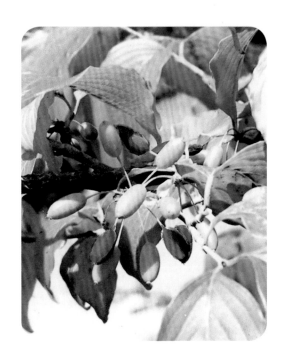

金樱子

固精缩尿补肾气，
遗精遗尿功效奇。
涩肠止泻治久泻，
煎膏服用效可期。

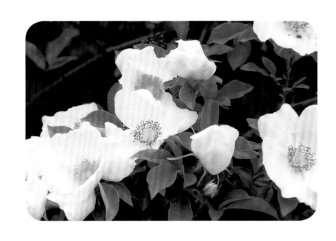

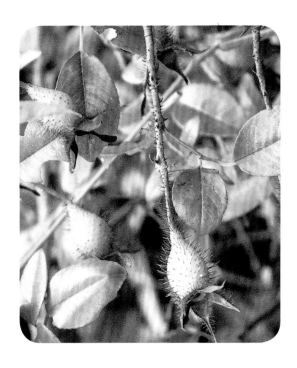

本品为蔷薇科植物金樱子 *Rosa laevigata* Michx. 的干燥成熟果实。10～11月果实成熟变红时采收，干燥，除去毛刺。

【性味与归经】酸、甘、涩，平。归肾、膀胱、大肠经。

【功能与主治】固精缩尿，固崩止带，涩肠止泻。用于遗精滑精，遗尿尿频，崩漏带下，久泻久痢。

【用法与用量】6～12g。

【贮藏】置通风干燥处，防蛀。

hǎi piāo xiāo
海螵蛸

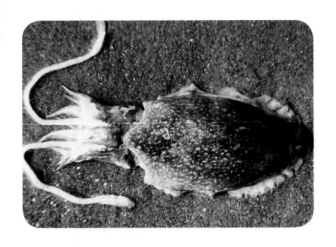

收敛止血治出血，
吐衄崩漏常被选。
涩精止带治遗精，
收湿敛疮效突出。
制酸止痛治胃病，
胃痛吞酸效卓越。

本品为乌贼科动物无针乌贼 *Sepiella maindroni de* Rochebrune 或金乌贼 *Sepia esculenta* Hoyle 的干燥内壳。收集乌贼鱼的骨状内壳，洗净，干燥。

【性味与归经】咸、涩，微温。归脾肾经。

【功能与主治】收敛止血，涩精止带，制酸止痛，收湿敛疮。用于吐血衄血，崩漏便血，遗精滑精，赤白带下，胃痛吞酸；外治损伤出血，湿疹湿疮，溃疡不敛。

【用法与用量】5~10g。外用适量，研末敷患处。

【贮藏】置干燥处。

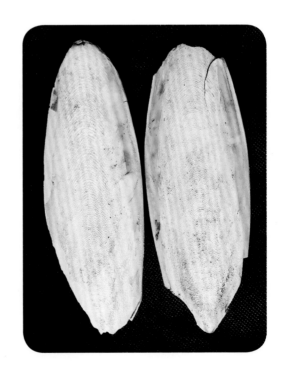

lián   zǐ
莲 子

补脾益肾能止泻，
遗精带下可常食。
养心安神治心悸，
失眠心烦可调理。

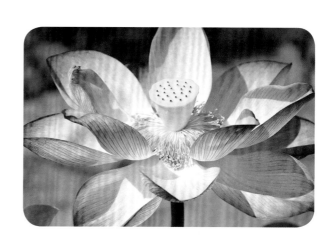

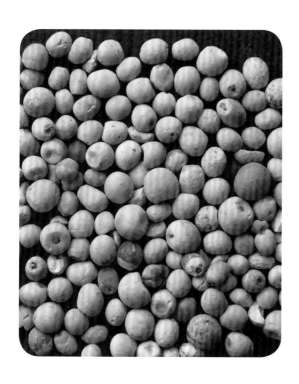

本品为睡莲科植物莲 *Nelumbo nucifera* Gaertn. 的干燥成熟种子。秋季果实成熟时采割莲房，取出果实，除去果皮，干燥。

【性味与归经】甘、涩，平。归脾、肾、心经。

【功能与主治】补脾止泻，止带，益肾涩精，养心安神。用于脾虚泄泻，带下，遗精，心悸失眠。

【用法与用量】6～15g。

【贮藏】置干燥处，防蛀。

qiàn shí

芡实

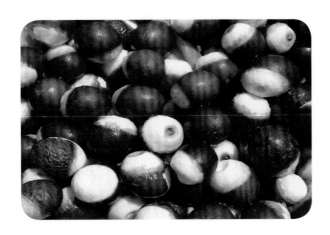

益肾固精治遗精,
遗精遗尿功效灵。
补脾止泻治久泻,
除湿止带白带清。
慢性肾炎蛋白尿,
药食两用扬美名。

本品为睡莲科植物芡 *Euryale ferox*
Salisb. 的干燥成熟种仁。秋末冬初采收
成熟果实,除去果皮,取出种子,洗净,
再除去硬壳(外种皮),晒干。

【性味与归经】甘、涩,平。归脾、肾经。

【功能与主治】益肾固精,补脾止泻,除
湿止带。用于遗精滑精,遗尿尿频,脾
虚久泻,白浊,带下。

【用法与用量】9～15g。

【贮藏】置通风干燥处,防蛀。

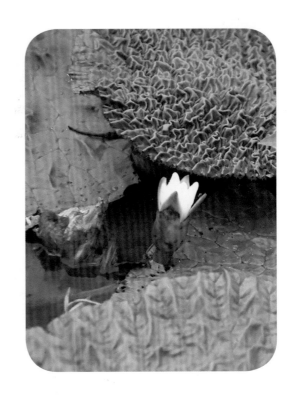